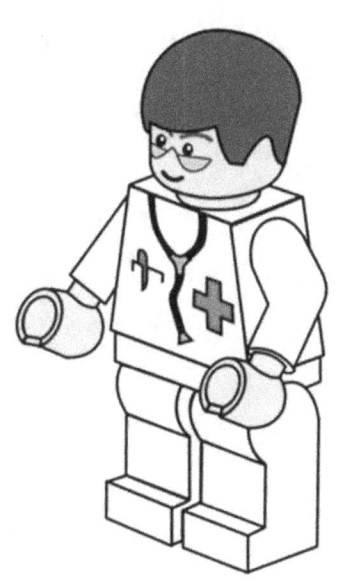

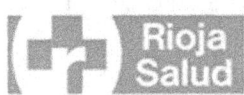

Actualización en Urgencias: de residente a residente (3ª Edición)

Servicio de Urgencias Hospital San Pedro Eduardo Esteban Zubero, Esther Bajo Argomániz, Pedro Marco Aguilar, María Josefina Rello Rello

Actualización en Urgencias: de residente a residente (3ª Edición)

El presente trabajo ha sido realizado por el Servicio de Urgencias del Hospital San Pedro, englobado en el sistema Rioja Salud.
Publicado en Marzo de 2020 por CreateSpace Independent Publishing Platform con ISBN 9798629800491.
Registrado con licencia *Creative Commons Attribution 4.0*.
Los autores de cada capítulo y los editores han hecho todos los esfuerzos para localizar a los poseedores del *copyright* del material utilizado. Cada autor es responsable directo de su capítulo. Si inadvertidamente hubieran omitido alguno, con gusto harán los arreglos necesarios en la primera oportunidad que se les presente para tal fin.

ÍNDICE DE AUTORES

- **Aguirre Etxebarría, Amaia.** Residente Cirugía Ortopédica y Traumatología, Hospital San Pedro, Logroño.
- **Alarcón Gallardo, María José.** Médico Adjunto Servicio Urgencias, Hospital San Pedro, Logroño.
- **Álvarez Bandrés, Natalia.** Médico Adjunto Medicina Física y Rehabilitación, Hospital San Pedro, Logroño.
- **Amich Alemany, Inés.** Residente Pediatría, Hospital San Pedro, Logroño.
- **Arruza Barea, Leire.** Residente Medicina Familiar y Comunitaria, C.S. Siete Infantes de Lara, Logroño.
- **Becana Jiménez, Isabel.** Residente Medicina Familiar y Comunitaria, C.S. Joaquín Elizalde, Logroño.
- **Berges Ruiz, María Luisa.** Médico Adjunto Servicio Urgencias, Hospital San Pedro, Logroño.
- **Cabrerizo Murillas, Beatriz.** Médico Adjunto Servicio Urgencias, Hospital San Pedro, Logroño.
- **Campo Beitia, Iker.** Residente Medicina Familiar y Comunitaria, C.S. Nájera, Logroño.
- **Casado Iglesias, Álvaro.** Estudiante de Medicina, Universidad de Navarra, Pamplona.
- **Castejón Moreno, Rubén.** Médico Adjunto Servicio Urgencias, Hospital San Pedro, Logroño.

- **Collado Sáenz, Jorge.** *Residente Medicina Interna, Hospital San Pedro Logroño.*
- **Córdova Cazarez, Carlos.** *Residente Digestivo, Hospital San Pedro Logroño.*
- **Crespo Amaro, Diana.** *Residente Psiquiatría, Hospital San Pedro, Logroño.*
- **Dendariena Borque, Beatriz.** *Residente Medicina Interna, Hospital San Pedro Logroño.*
- **Esteban Zubero, Eduardo.** *Médico Adjunto Servicio Urgencias, Hospital San Pedro, Logroño.*
- **Fernández Landázuri, Sara.** *Residente Análisis Clínicos, Hospital San Pedro, Logroño.*
- **Fernández Marín, Ana.** *Estudiante de Medicina, Universidad de Zaragoza, Zaragoza.*
- **Fernández Requena, Elena.** *Médico Adjunto Servicio Urgencias, Hospital San Pedro, Logroño.*
- **García Muro, Cristina.** *Médico Adjunto Pediatría, Hospital San Pedro, Logroño.*
- **García Muga, Ignacio.** *Médico Adjunto Pediatría, Hospital San Pedro, Logroño.*
- **García Rodríguez, Ana María.** *Médico Adjunto Servicio Urgencias, Hospital San Pedro, Logroño.*
- **González Pérez, Yared.** *Residente Farmacia Hospitalaria, Hospital San Pedro, Logroño.*

- **Gran Tijada, Clara.** *Residente Medicina Familiar y Comunitaria, C.S. Nájera, Logroño.*
- **Herrera Russert, Pablo.** *Residente de Medicina del Trabajo, Hospital San Pedro, Logroño.*
- **Laga Cuen, Ana Coral.** *Residente Cirugía Ortopédica y Traumatología, Hospital San Pedro, Logroño.*
- **Larreina Pérez, Javier.** *Residente Hematología y Hemoterapia, Hospital San Pedro, Logroño.*
- **López Poza, Raquel.** *Residente Medicina Familiar y Comunitaria, C.S. Gonzalo de Berceo, Logroño.*
- **Mainar Gil, Isabel** *Residente Medicina Intensiva, Hospital San Pedro, Logroño.*
- **Malillos Torán, Manuel.** *Médico Adjunto Cirugía Ortopédica y Traumatología, Hospital San Pedro, Logroño.*
- **Martínez Alonso, Janire.** *Residente Alergología, Hospital San Pedro, Logroño.*
- **Miguel Gómez, Rut.** *Residente Medicina Familiar y Comunitaria, C.S. Joaquín Elizalde, Logroño.*
- **Montalvo Saavedra, Dunia.** *Residente Medicina Familiar y Comunitaria, C.S. Rodríguez Paterna, Logroño.*
- **Moreno Ochoa, Irene.** *Residente de Radiodiagnóstico, Hospital San Pedro, Logroño.*
- **Muro Santos, Sonia.** *Residente Medicina Familiar y Comunitaria, C.S. Cascajos, Logroño.*

- **Navajas Jalón, Tamara.** *Médico Adjunto Análisis Clínicos, Hospital San Pedro, Logroño.*
- **Olagaray Munguía, Laura.** *Residente Medicina Familiar y Comunitaria, C.S. Siete Infantes de Lara, Logroño*
- **Ortega Navaridas, Miguel.** *Residente Medicina Familiar y Comunitaria, C.S. Siete Infantes de Lara, Logroño.*
- **Pardina Lanuza, Noelia.** *Residente Cirugía Ortopédica y Traumatología, Hospital San Pedro, Logroño.*
- **Peña Puente, Lucía.** *Residente Medicina Familiar y Comunitaria, C.S. Siete Infantes de Lara, Logroño.*
- **Puyuelo Jarne, Ignacio.** *Residente Cirugía Ortopédica y Traumatología, Hospital San Pedro, Logroño.*
- **Riaño Ménder, Bibiana.** *Médico Adjunto Pediatría, Hospital San Pedro, Logroño.*
- **Sáez Marco, Pilar.** *Residente Medicina Familiar y Comunitaria, C.S. Nájera, Logroño.*
- **Sáinz de Rozas Aparicio, Carlos.** *Médico Adjunto de Farmacia Hospitalaria, Hospital San Pedro, Logroño.*
- **Salvá Arteaga, Myriam.** *Residente Pediatría, Hospital San Pedro, Logroño.*
- **Sevilla Ortega, Paloma.** *Residente Cirugía Ortopédica y Traumatología, Hospital San Pedro, Logroño.*
- **Solas Ruiz, Sara.** *Médico Adjunto Servicio Urgencias, Hospital San Pedro, Logroño.*

- **Soriano Barrón, Rosana.** *Médico Adjunto Servicio Urgencias, Hospital San Pedro, Logroño.*
- **Tojal Rojo, Dafne.** *Residente Medicina Familiar y Comunitaria, C.S. Siete Infantes de Lara, Logroño.*
- **Trigoso Castro, Sofía.** *Residente Medicina Familiar y Comunitaria, C.S. Rodríguez Paterna, Logroño.*
- **Urtasun Salinas, Andrea.** *Residente Medicina Familiar y Comunitaria, C.S. Joaquín Elizalde, Logroño.*

PREFACIO

Ya dice el refranero que no hay dos sin tres y, en este caso, se puede concluir que el refrán se hizo libro.

Como el que no quiere la cosa, vamos ya por la tercera generación de MIR que se retrata en estas páginas. La tercera, que hay que ver cómo pasa el tiempo. Y, ahora que caigo (que para qué caeré yo en estas cosas): mientras que para ellos cada año transcurrido supone unos primeros pasos en pos de un futuro que se han de labrar a pulso, para otros cada nueva edición nos enfrenta a una especie de cuenta atrás. Las últimas piedras del ábaco. Pero, hale, no dramaticemos...

Tres es ya una cifra seria. Tres no es un hecho aislado, no hay pie, por torpe que sea, que tropiece tres veces en la misma piedra, con dos nos es suficiente para definirnos. Tras el tres hay ya un deseo, una constancia, unas ganas, una sed por perseverar y un hambre de futuro.

Pero... seamos cautos. Frédéric Beigbeder nos advierte de que el amor sólo dura tres años, aunque, según he leído por ahí, no es algo tan definitivo. Los tres años, al parecer, marcan la primera crisis de la pareja, a partir de la cual o se va todo al traste o el amor resurge triunfante y reforzado.

Por lo tanto, y sin dormirnos, como se dice, en los laureles, demos ya por celebrada esta tercera edición y vayamos preparando ya la cuarta, que nos queda mucha tela que cortar. Aunque sé que eso, teniendo al frente del proyecto a un aragonés tenaz como el Dr Eduardo Esteban, será el año que viene cosa hecha. Bueno, mejor dicho: en realidad ya se está haciendo.

Enhorabuena a todos los que habéis participado, y gracias por el honor de dejarme prologar esta nueva recopilación de casos.

Pedro Marco Aguilar
Coordinador de Urgencias

ÍNDICE DE CAPÍTULOS

- **ÍNDICE DE AUTORES.** *Página 3.*
- **PREFACIO.** *Página 8.*
- **CAPÍTULO 1: Sepsis y shock séptico.** *Página 13.*
- **CAPÍTULO 2: Manejo del síncope.** *Página 35.*
- **CAPÍTULO 3: Firbilación auricular.** *Página 53.*
- **CAPÍTULO 4: Aportación de los péptidos natriuréticos en el abordaje de la insuficiencia cardiaca.** *Página 82.*
- **CAPÍTULO 5: Neumonía adquirida en la comunidad.** *Página 99.*
- **CAPÍTULO 6: Manejo neumotórax espontáneo en Urgencias.** *Página 113.*
- **CAPÍTULO 7: Tromboembolismo pulmonar.** *Página 126.*
- **CAPÍTULO 8: Manejo de la exacerbación de EPOC.** *Página 149.*
- **CAPÍTULO 9: Manejo de la luxación de hombro en Urgencias.** *Página 171.*
- **CAPÍTULO 10: Manejo en Urgencias del paciente paliativo.** *Página 188.*
- **CAPÍTULO 11: Desatado y sin perjuicios. El paciente psiquiátrico en Urgencias.** *Página 203.*
- **CAPÍTULO 12: Mononucleosis infecciosa.** *Página 220.*
- **CAPÍTULO 13: Actuación en Urgencias ante picaduras de garrapata.** *Página 237.*

- **CAPÍTULO 14: Crisis tirotóxica.** *Página 245.*
- **CAPÍTULO 15: Manejo de la fiebre sin foco en el lactante.** *Página 258.*
- **CAPÍTULO 16: Crisis asmática en Pediatría.** *Página 279.*
- **CAPÍTULO 17: El farmacéutico de hospital en los Servicios de Urgencias hospitalarios.** *Página 296.*

Actualización en Urgencias: de residente a residente (3ª Edición)

CAPÍTULO 1
SEPSIS Y SHOCK SÉPTICO

Janire Martínez Alonso, Rut Miguel Gómez, Sara Solas Ruiz

1. INTRODUCCION

Los avances en el conocimiento de la fisiopatología de la sepsis, entendida hoy en día como una respuesta del huésped a la infección más amplia, que involucra no sólo la activación de respuestas pro y anti-inflamatorias, sino también modificaciones en vías no inmunológicas (cardiovascular, autonómica, neuronal, hormonal, energética, metabólica y de la coagulación) han llevado a revisar las definiciones de sepsis y shock séptico.

A propósito de un caso clínico, presentamos una revisión del diagnóstico y manejo de esta patología en el Servicio de Urgencias.

2. CASO CLÍNICO

Se presenta un paciente de 72 años, exfumador de 60 cigarrillos al día durante 42 años, con hipertensión arterial y dislipemia y diagnosticado de demencia degenerativa primaria (probable enfermedad de Alzheimer) severa. Es portador de cánula de traqueostomía tras laringuectomía casi total por carcinoma epidermoide bien diferenciado con posterior vaciamiento radical derecho por recidiva ganglionar y tratamiento con radioquimioterapia. Además presenta antecedentes de

EPOC tipo enfisema pulmonar, hernia de hiato, isquemia arterial crónica de grado II, artropatía microcristalina por condrocalcinosis en rodilla derecha.

En tratamiento con Calcifediol 0,266 mg 1 comprimido cada 15 días, Lormetazepam 1mg 1 comprimido cada 24 horas, Omeprazol 20 mg 1 comprimido cada 24 horas, Rivastigmina 9,5 mg parches transdérmicos cada 24 horas, Bromuro de tiotropio 10 μg 1 inhalación cada 24 horas, Kabi complet 1 sobre cada 24 horas y Mesna 200mg solución para nebulización cada 24 horas.

Acude a urgencias derivado de la residencia de ancianos por presentar un cuadro de desaturación de oxígeno al 75% y acrocianosis. La entrevista clínica con el paciente resulta dificultosa debido a su demencia y a la traqueostomía, por lo que se habla con la familia que refiere que desde hace un mes comenzó con tos, aumento de la expectoración y disnea. También cuentan que desde hace 15 días presenta negativa a la ingesta, con pérdida importante de peso y decaimiento. No había presentado fiebre termometrada ni otra clínica acompañante. En la exploración, el paciente se encuentra consciente pero desorientado, caquéctico, con palidez mucocutánea y con mala perfusión periférica. A la auscultación pulmonar destaca hipoventilación generalizada con roncus dispersos, resultando el resto de la exploración anodina. Las constantes vitales tomadas en triaje muestran una tensión arterial de 65/41 mmHg, una frecuencia cardíaca de 78 latidos por minuto y una saturación de oxígeno del 94% (con oxígenoterapia), sin objetivarse fiebre.

En cuanto a las pruebas complementarias, se decide efectuar una analítica sanguínea en la que destacan una leucocitosis de 21,000/μL con desviación a la izquierda, una PCR de 117 mg/L, una procalcitonina de 2.03 ng/mL y una glucemia de 58 mg/dL. Además, se realiza una radiografía de tórax que muestra una imagen dudosa pero compatible con condensación (Figura 1) y una radiografía abdominal, un electrocardiograma y una analítica urinaria sin alteraciones.

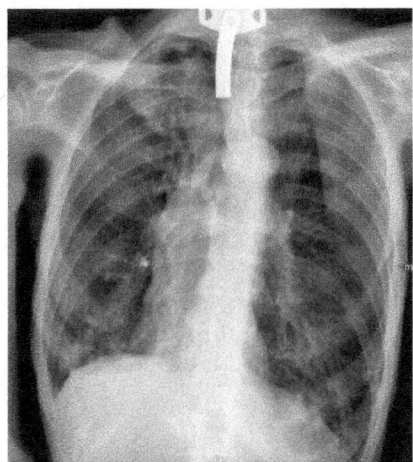 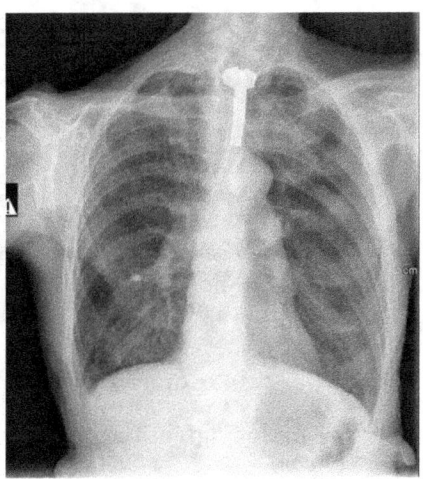

Figura 1: Radiografías de tórax: a la izquierda al momento del ingreso, a la derecha, una previa

Dada la clínica del paciente y sus constantes vitales se procede a administrar 2,000 mL de Suero Salino Fisiológico y posteriormente, tras los resultados analíticos, Suero Glucosado, elevándose la tensión arterial a 102/62 mmHg. Además, se trata con Piperaciclina-Tazobactam 4 g/500 mg viales cada 6 h intravenoso, Oxigenoterapia al 50%, Metilprednisolona 40 mg una ampolla intravenosa y se realiza aspiración de las secreciones de la cánula de traqueotomía.

Finalmente se procede a tomar cultivos de esputo, urocultivos y se decide ingreso en Medicina Interna con diagnóstico de sepsis de posible origen respiratorio.

Sin embargo, durante la estancia del paciente en Urgencias no se realizó la recogida de muestras para hemocultivos ya que este carecía de fiebre (aunque a pesar de ello, deberían haber sido extraídas). Posteriormente, fueron obtenidos en planta, siendo su resultado negativo, probablemente debido a la administración previa del antibiótico. En el cultivo del esputo creció la bacteria Klebsiella pneumoniae, mientras que el urocultivo fue negativo.

3. DISCUSIÓN

3.1 CONCEPTOS

El **Síndrome de Respuesta inflamatoria Sistémica (SRIS)** se define por dos o más de los siguientes signos:

- Temperatura > 38 °C o < 36 °C
- FC > 90/min
- FR > 20/min o $PaCO_2$ < 32 mmHg
- Recuento de leucocitos > 12,000/mm^3 o < 4,000/mm^3 o > 10% de formas inmaduras

Este síndrome se puede manifestar en diversas condiciones clínicas: infección, trauma, quemaduras, procesos inflamatorios como pancreatitis, o una variedad de otras enfermedades.

La **sepsis** es una disfunción orgánica causada por una respuesta desregulada del huésped a la infección que supone una amenaza para la supervivencia. Es la principal causa de muerte por infección, especialmente si no es reconocida y tratada con prontitud.

Esta nueva definición comporta la búsqueda de una nueva herramienta clínica que sustituya a los criterios de síndrome de respuesta inflamatoria sistémica (SIRS) en la identificación de los pacientes con sepsis, ya que estos criterios no están presentes en todos los pacientes con infección, y no necesariamente reflejan una respuesta anómala por parte del huésped que condicione una amenaza para la supervivencia, y, por lo tanto, resultan inespecíficos.

El **shock séptico** es aquella situación en el que las anormalidades de la circulación, celulares y del metabolismo subyacente son lo suficientemente profundas como para aumentar sustancialmente la mortalidad. Se identifica clínicamente por la necesidad de vasopresores para mantener una tensión arterial media ≥ 65 mmHg y por presentar un lactato sérico ≥ 2 mmol/l (18 mg/dl) a pesar de la reanimación volumétrica adecuada. Esta situación refleja tasas de mortalidad>del 40%.

3.2 ETIOLOGÍA

Los gérmenes gram negativos han sido tradicionalmente los causantes de un mayor número de sepsis bacteriana (*E. Coli*, *Klebsiella*, *Enterobacter*, *Proteus* y Pseudomonas). En los últimos años ha cambiado la epidemiología debido a la inducción de gérmenes resistentes, a la aparición de terapias inmunosupresoras y a la generalización de catéteres y dispositivos endovasculares, aumentando la incidencia de gérmenes gram positivos (sobre todo por estafilococos) y en menor medida, por hongos y micobacterias.

Los focos de infección más frecuentes en la sepsis son: respiratorio, urinario, digestivo y bacteriemia primaria, seguidos, más lejos, por piel/tejidos blandos, sistema nervioso y en ocasiones, causa desconocida. Las cuatro primeras localizaciones suponen el 85% de los casos.

3.3 IDENTIFICACIÓN DE PACIENES EN RIESGO DE SEPSIS

Los pacientes en riesgo de sepsis deben ser detectados cuando antes. Para ello, se propone como herramienta de detección la escala quick-SOFA, que está basada en tres parámetros clínicos rápidamente mesurables a pie de cama. A cada uno de ellos se le asigna la puntuación de 1.

- Alteración del estado mental
- Frecuencia respiratoria ≥ 22
- Tensión arterial sistólica ≤ 100 mmHg

El **código sepsis** se activará en cuanto se identifique en cualquier momento del proceso asistencial (idealmente en el área de triaje) a un paciente con diagnóstico o sospecha de infección (fiebre, síntomas sugerentes...) y una puntuación en la escala quick-SOFA ≥ 2. Los pacientes con sepsis se triarán con prioridad I.

Una vez identificado el paciente en riesgo, será ubicado en un box con monitorización. Se le colocarán dos vías venosas del mayor calibre posible.

El **diagnóstico** de sepsis se establece ante un paciente con infección (diagnosticada o sospechada) con una disfunción orgánica aguda medida por la escala SOFA, que se basa en parámetros clínicos y analíticos, con un resultado ≥ 2. La tabla 1 ilustra esta valoración.

Tabla 1. ESCALA SOFA (Sepsis relate Organ Failure Assessment)					
	0	1	2	3	4
Respiración (PaO_2/FiO_2 mmHg o SaO_2/FiO_2)	≥ 400	< 400	< 300	< 200	<100
Coagulación (Plaquetas $10^3 mm^3$)	≥ 150	< 150	< 100	< 50	<20
Hígado (Bilirrubina mg/dL)	< 1,2	1.2-1.9	2.0-5.9	6.0-11.9	<12.0
Cardiovascular (Tensión arterial)	≥ 70 mmHg	< 70 mmHg	Dopamina a < 5 mcg/kg/min Dobutamina a cualquier dosis	Dopamina a 5,1-15 mcg/kg/min Epinefrina ≤ 0,1 mcg/kg/min Norepinefrina ≤ 0,1 mcg/kg/min	Dopamina a > 15 mcg/kg/min Epinefrina > 0,1 mcg/kg/min Norepinefrina > 0,1 mcg/kg/min
Sistema neurológico central (Escala de Glasgow)	15	13-14	10-12	6-9	< 6
Renal (Creatinina mg/dl)	<1,2	1,2-1,9	2.0-3.4	3,5-4,9 Diuresis < 500 cc/24 h	> 5 Diuresis < 200 cc/24 h

Destacar que la escala SOFA y qSOFA no son en sí mismas la definición de sepsis, pero se convierten en una herramienta de identificación precoz.

3.4 CLÍNICA

Las manifestaciones clínicas propias de la sepsis son inespecíficas y variables entre individuos, superponiéndose a la clínica del foco de infección o a la de comorbilidades subyacentes.

La fiebre es frecuente pero no constante. Algunos pacientes presentan una temperatura normal e incluso hipotermia (más frecuentemente en ancianos, inmunosuprimidos, alcohólicos, etc).

Las manifestaciones neurológicas son más frecuentes en personas con alteraciones neurológicas previas y en ancianos. Se puede producir desorientación, confusión, estupor y coma.

La presentación como focalidad neurológica es rara pero déficits focales preexistentes pueden agravarse. Así mismo, puede haber disfunción autonómica con alteración en la frecuencia cardiaca y afectación de nervios periféricos (polineuropatías).

Las mialgias que acompañan los cuadros febriles infecciosos se deben a un aumento del tono muscular a través de los nervios somáticos y a lesión muscular directa.

Las manifestaciones endocrinometabólicas pueden presentarse como la acidosis láctica (aunque al inicio puede existir cierto componente de alcalosis metabólica por hiperventilación), aceleración del catabolismo de las proteínas, disminución de los niveles de albúmina e hiperglucemia. La presencia de hipoglucemia junto con cifras tensionales que no remontan con drogas vasoactivas debe hacernos sospechar la presencia de una insuficiencia suprarrenal relativa subyacente. También puede producirse una situación relativa de hipotiroidismo e hipopituitarismo.

Puede producirse daño miocárdico, disminución de resistencias vasculares periféricas con aumento de la frecuencia cardiaca y del gasto cardiaco así como disminución de la fracción de eyección. No debemos esperar a que el paciente presente hipotensión para identificar un cuadro séptico.

Es frecuente la presencia de leucocitosis con neutrofilia. La trombopenia es un hallazgo muy frecuente asociado o no a coagulación intravascular diseminada. Ante una cifra de plaquetas inferior a 50,000 acompañada a un aumento del tiempo de protrombina y una disminución del fibrinógeno se debe sospechar una CID cuya manifestación más frecuente es la hemorragia aunque también puede existir trombosis.

Se trata de una de las complicaciones más frecuentes. La manifestación más grave es el síndrome de distres respiratorio que se manifiesta con infiltrados pulmonares difusos, hipoxemia grave en sangre arterial ($PaO_2/FiO_2 < 200$) en ausencia de neumonía e insuficiencia cardiaca. Se calcula dividiendo la presión arterial de oxígeno en mmHg del paciente entre la fracción inspirada de oxígeno. Si $PaO_2/FiO_2 < 300$ = daño pulmonar agudo.

El shock séptico se suele acompañar de oliguria e hiperazoemia y deterioro de la función renal que suele ser reversible. El daño renal suele ser de origen pre-renal y en la orina tenemos inversión del cociente sodio/potasio, aunque puede deberse a otros mecanismos como necrosis tubular aguda o la secundaria a fármacos.

En cuanto a las manifestaciones digestivas puede haber alteración de las pruebas de función hepática. La ictericia colestásica es frecuente que se produzca en pacientes con y sin enfermedad hepática previa.

Existe un amplio espectro de lesiones cutáneas que se producen por diversos mecanismos: inoculación local, diseminación hematógena, lesiones por hipoperfusión como lividences o zonas de necrosis. En ocasiones las lesiones cutáneas pueden hacer sospechar determinados agentes patógenos.

3.5 APROXIMACIÓN DIAGNÓSTICA

El diagnóstico de sepsis debe basarse en los síntomas y signos clínicos y en los datos de laboratorio (bioquímico, hematológico y microbiológico) que están contenidos en su definición indicativos de infección, disfunción de órganos e hipoxia tisular global.

3.5.1 Diagnóstico analítico

En la práctica clínica los biomarcadores sirven para el apoyo a la sospecha clínica y diagnóstico de infección, estratificación del riesgo de sepsis y la evaluación de la respuesta al tratamiento antibiótico.

- PCR (Proteína C reactiva)

Establece la presencia de inflamación, pero no es específica ni se correlaciona con la gravedad de ésta. En pacientes con sepsis documentada sirve para valorar la respuesta al tratamiento. Puede elevarse en infecciones menores sin repercusión sistémica y tarda más en aumentar tras el inicio de la sepsis (entre 2 y 4 horas). Se puede elevar en cuadros no infecciosos y tarda más en descender tras el control de la inflamación.

- Procalcitonina

Es un propéptido de la calcitonina producido por las células C de tiroides. En sanos el nivel sérico es inferior a 0,1 ng/mL. Durante la infección con repercusión sistémica se produce en sitios extratiroideos no determinados. Es un marcador más específico que la PCR para el diagnóstico de infección bacteriana.

- <0,5 ng/mL: Infección bacteriana poco probable. Puede haber una infección local.
- 0,5-2 ng/mL: Es posible la infección sistémica.
- > 2 ng/mL: Es muy probable la infección sistémica (sepsis).
- > 10 ng/mL: Importante reacción inflamatoria sistémica debida casi siempre a sepsis bacteriana grave o shock séptico.

- Ácido láctico

Es un marcador de hipoxia celular derivado del metabolismo anaerobio, por lo que es frecuente su elevación en caso de shock séptico. Es fundamental su determinación en fases iniciales para estratificar el riesgo ya que se ha descrito como predictor independiente de mortalidad en niveles intermedios > 2mmol/l y especialmente elevados por encima de 4mmol/l, en cuyo caso la fluidoterapia inicial deberá ser más agresiva. Se tiende a su seriación para ver la evolución de la infección.

- Otras muestras

Equilibrio ácido-base arterial (pH, PCO_2, PO_2, bicarbonato, ácido láctico, etc), proteína c reactiva, procalcitonina, hemograma, pruebas de función hepática (GOT, GPT, bilirrubina, fosfatasa alcalina y GGTP), pruebas de función renal (urea y creatinina), pruebas de coagulación (tiempo de protrombina, TTPA y fibrinógeno), glucosa e ionograma. Sacar pruebas cruzadas y reserva de hemoderivados (objetivo de hemoglobina en torno a 10 g/dl. Si menos: transfundir).

3.5.2 Diagnóstico microbiológico

Hay que obtener cultivos apropiados antes de iniciar el tratamiento antibiótico.

Hemocultivos: la toma de hemocultivos antes de iniciar el tratamiento antimicrobiano empírico es un elemento fundamental del proceso de atención al paciente con sepsis. Deben tomarse lo antes posible, independientemente de la presencia de fiebre o no y no deben retrasar el inicio del tratamiento antibiótico.

La selección de otras muestras de cultivo se basan en el escenario clínico: pulmonar (cultivo de esputo, antigenurias en orina), genitourinario (sedimento urinario y urocultivo), abdominal (coprocultivo, toxina *C. difficile*), piel y catéteres. En caso de sospecha de infección localizada, debe obtenerse material purulento del punto en cuestión (piel, tejidos blandos o líquidos normalmente estériles para cultivo y análisis de Gram), siendo importante recoger en jeringa y no en torunda para análisis de anaerobios. El análisis de Gram urgente puede aportar información sobre qué tipo de bacteria no debemos dejar de cubrir en la terapia empírica inicial.

3.6 ESTUDIOS DE IMAGEN

Van encaminados a la identificación del foco de infección. La radiografía de tórax se incluye dentro del estudio inicial. La ecografía o TAC de abdomen van dirigidos al despistaje de focos abdominales y la ecocardiografía se debe plantear ante la posibilidad de endocarditis.
La Figura 2 resume el algoritmo diagnóstico de la sepsis.

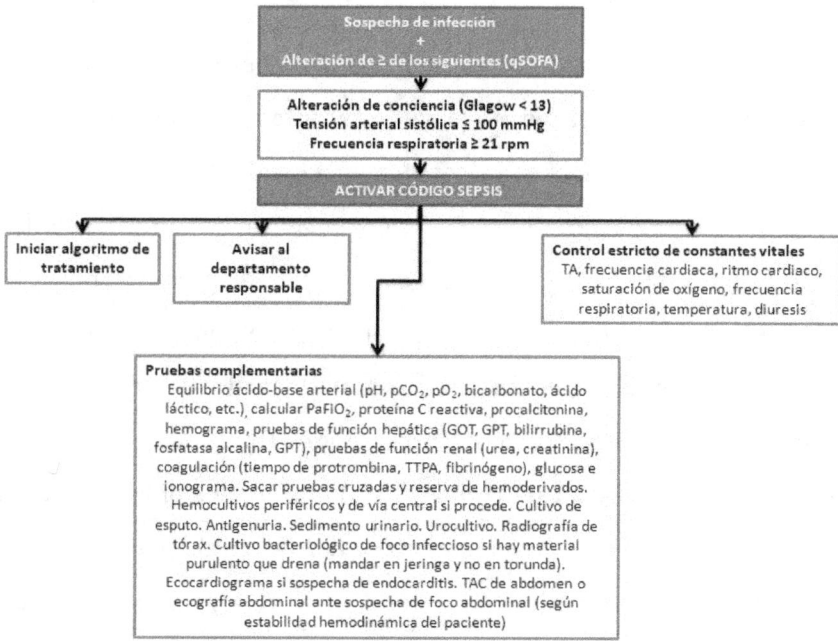

Figura 2: Algoritmo diagnóstico de la sepsis

3.7 TRATAMIENTO

En primer lugar, En un paciente con shock séptico, la medida inicial es la valoración y estabilización de la vía aérea y la respiración. Se valorará la indicación de intubación orotraqueal y se administrará oxigenoterapia suplementaria (con gafas nasales, mascarilla venturi o reservorio) mientras se monitoriza la saturación periférica de oxígeno, cuyo objetivo es alcanzar una saturación mayor del 90%.

3.7.1 Fluidotrapia

La infusión de fluidoterapia intravenosa es uno de los pilares en el tratamiento del paciente con sepsis. Se debe iniciar si existe hipotensión o hipoperfusión o/y elevación del lactato mayor o igual a 4 mmol/L. Para ello se recomienda canalizar dos vías periféricas e iniciar la fluidoterapia lo más rápidamente posible. La opción inicial de tratamiento para la reanimación con fluidos son los **sueros cristaloides**: suero salino fisiológico 0,9% o Ringer (grado de evidencia 1B). Por otra parte, los coloides tipo almidón (HEA) deben evitarse en pacientes con sepsis grave y shock séptico (grado 1B). Los coloides tipo albúmina se utilizarán cuando los pacientes requieren cantidades importantes de cristaloides y su valor en plasma es menor de 2 mg/dL (grado 2C).

Se debe administrar **500-1,000 ml de cristaloides en los primeros 20-30 minutos**. Si el paciente tiene antecedentes de cardiopatía de base habría que ser más restrictivos en la dosis inicial de fluidos por riesgo de desencadenar un edema agudo de pulmón. Posteriormente se recomienda un **ritmo de infusión de 20-30 ml/kg de cristaloides** en la primera hora y continuar según la respuesta. El objetivo es conseguir una Presión Arterial Media (PAM) de al menos 65 mmHg y una diuresis, que deberá ser monitorizada con sondaje vesical, mayor a 0,50 ml/kg/hora. Si tras la infusión inicial el paciente mejora hemodinámicamente, se puede proseguir con la infusión de una mayor cantidad hasta conseguir el objetivo propuesto. Sin embargo, si no se produce una respuesta clínica satisfactoria tras la infusión inicial, continuar con la administración de fluidos puede ser perjudicial y empeorar el pronóstico y aumentar la mortalidad.

3.7.2 Vasopresores

En la primera hora se recomienda haber infundido un total de 1500-2000 ml de cristaloides y si a pesar de la administración de 3-4L de volumen no conseguimos una PAM mayor de 65 mmHg se debe iniciar tratamiento vasopresor.

El fármaco de elección es la Noradrenalina, comenzándose con dosis de 0,5 a 1,5 µg/kg/min en perfusión endovenosa. Se puede aumentar en función a la respuesta hasta 35-90 µg/min. Cuando la Noradrenalina a dosis elevadas no consigue elevar la TAM a 65 mmHg puede asociarse Adrenalina en dosis de hasta 20-50 µg/min. Si a pesar de la administración de fluidoterapia y de vasopresores la hipoperfusión persiste, se puede administrar Dobutamina en dosis de 2,5 a 10 µg/kg/min. Por último, se puede administrar Dobutamina como alternativa a la Noradrenalina solo en determinados pacientes (bajo riesgo de taquiarrtimias y bradicardia absoluta o relativa) en dosis de 5 a 20 µg/kg/min.

En los pacientes con shock séptico o refractario a expansión con volumen y necesidad de drogas vasoactivas se recomienda canalizar una vía venosa central. Se procurará mantener la Presión Venosa Central entre 8-12 mmHg. En estos mismos pacientes se recomienda mantener una saturación venosa central de oxígeno mayor o igual al 70%.

3.7.3 Antibioterapia

El tratamiento antibiótico debe iniciarse lo más precozmente posible y siempre dentro de la primera hora desde el diagnóstico una vez obtenidas las muestras pertinentes para cultivo microbiológico, siempre y cuando esto no lo demore. Cada hora de retraso en la administración del antibiótico se ha asociado con un incremento de la mortalidad. La terapia inicial debe incluir antibióticos de amplio espectro que cubran los patógenos más probables y que penetren con una concentración adecuada en el foco de infección.

La elección del tratamiento antibiótico debe realizarse teniendo en cuenta los siguientes factores para cubrir gérmenes multirresistentes: el foco infeccioso, los aislamientos previos, si el paciente ha tenido tratamiento antibiótico reciente, si la infección es adquirida en la comunidad, nosocomial o asociada a cuidados sociosanitarios, si es portador de prótesis/dispositivos intravasculares, o si está inmunodeprimido clínica o farmacológicamente. Las recomendaciones para la antibioterapia empírica se exponen en la Tabla 2.

Tabla 2. RECOMENDACIONES DE ANTIBIOTERAPIA EMPÍRICA

FOCO DESCONOCIDO EXTRAHOSPITALARIO

Piperacilina/tazobactam ó Imi/Meropenem + Amikacina
Riesgo de SARM: Añadir Vancomicina 30 mg/kg o Linezolid

FOCO DESCONOCIDO NOSOCOMIAL (o antibioterapia previa)

Meropenem + Amikacina + Vancomicina
Añadir Caspofungina en pacientes en UMI, neutropenia, en quimioterapia o diálisis, cirugía abdominal, pancreatitis, trasplantados, protadores de catéteres o en insuficiencia renal o hepática agudas

NEUMONÍA

Ceftriaxona + Levofloxacino ó Ceftriaxona + Azitromicina
Riesgo de Pseudomona: Piperacilina/tazobactam ó Imi/Meropenem + Amikacina
Riesgo de SARM: Linezolid ó Vancomicina + Levofloxacino
Broncoaspiración: Amoxicilina Clavulánico ó Ertapenem ó Clindamicina + Ceftriaxona
Nosocomial: Imi/Meropenem ó Piperacilina/tazobactam ó Ceftazidima + Levofloxacino

INFECIÓN URINARIA

Imi/Meropenem ó Piperacilina/tazobactam ó Ampicilina + Ceftazidima
Shock: Añadir Amikacina

ABDOMINAL

Piperacilina/tazobactam (considerar añadir Fluconazol)
Alto riesgo: Imi/Meropenem + Linezolid (consierar Fluconazol ó Caspofungina)
Peritonitis en dializados: Ceftazidima + Vancomicina

MENINGITIS

Ceftriaxona + Vancomicina
Riesgo listeria (> 50 años, embarazadas): Añadir Ampicilina

INFECCIÓN POR CATÉTER

Imipenem + Vancomicina

INFECCIÓN CUTÁNEA

Piperacilina/tazobactam + Clindamicina

DIARREA

Ciprofloxacino
Colitis pseudomembranosa: Metronidazol + Vancomicina

ALERGIA A BETALÁCTAMICOS

FOCO DESCONOCIDO

Aztreonam + Ciprofloxacino

NEUMONÍA

Levofloxacino + Aztreonam + Amikacina

ABDOMINAL

Tigeciclina + Amikacina

UMI: Unidad de Medicina Intensiva; SARM: Staphylococcus aureus meticilin resistente

3.7.4 Control de la fuente de infección

La detección precoz del lugar de infección facilita la orientación microbiológica y su erradicación: drenaje de abscesos, desbridamiento, desobstrucción, resección de tejido infectado o de prótesis infectadas. Este control del foco es uno de los puntos clave en el tratamiento y deberá estar alcanzado antes de las seis primeras horas.

3.7.5 Otras medidas terapéuticas

No se recomienda el uso sistemático de corticoides, solo si no se consigue la estabilización hemodinámica tras la adecuada reposición de fluidos y el uso de vasopresores. En ese caso el fármaco recomendado es la hidrocortisona 200 mg IV.

Se deberá realizar un control estricto de la glucemia, ya que la hiperglucemia se ha asociado a una mayor mortalidad y a una mayor frecuencia de complicaciones en diversas poblaciones de pacientes críticos. Se recomienda mantener glucemias entorno a 150 mg/dL.

La administración de plaquetas se realizará de manera profiláctica si el recuento plaquetario es menor a 10,000/mm^3 o si el paciente presenta 20,000/mm^3 y tiene importante riesgo de sangrado.

En cuanto a la administración de concentrados de hematíes, se realizará en pacientes con hemoglobina menor a 7 g/dL.

No se recomienda emplear plasma fresco congelado para corregir anomalías de coagulación a menos que haya hemorragia o se planifiquen procedimientos invasivos.

3.8 ALGORITMO TERAPÉUTICO

En resumen, la sepsis es considerada una emergencia médica, por lo que la identificación precoz y la instauración de medidas diagnósticas y terapéuticas previamente mencionadas en las primeras horas del desarrollo del síndrome son clave para mejorar pronóstico de esta patología potencialmente mortal.

Por ello, como ya hemos ido mencionando, el tiempo es fundamental en el manejo de la sepsis. Se han establecido una serie de tiempos en los que se deberían llevar a cabo, de forma ideal, los métodos diagnósticos y terapéuticos descritos (Figura 3). Estos tiempos pueden verse retrasados debido a las circunstancias asistenciales y la incertidumbre diagnóstica. A pesar de ello, debemos considerarlos como meta u objetivo al que aspirar. El tiempo cero se considera el tiempo de triaje.

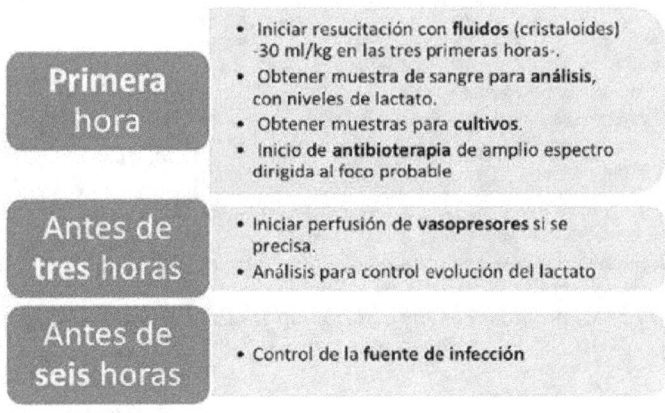

Figura 3: Algoritmo terapéutico de la sepsis

Durante la **primera hora** se debería iniciar resucitación con cristaloides a un ritmo de 30 ml/kg, obtener muestras de sangre para realizar analítica sanguínea que incluya los niveles de lactato. También se deberían conseguir muestras para hemocultivos y cultivos de la posible fuente de infección, además de iniciar antibioterapia de amplio espectro dirigida al foco probable.

Antes de que transcurran tres horas, se recomienda iniciar tratamiento con vasopresores si no hemos obtenido una PAM igual o mayor a 65 mmHg y realizar una reevaluación de los niveles de lactato, si inicialmente resultó elevado (> 2 mmol/L). Por otra parte, en la última revisión de "Surviving Sepsis Campaign" de 2018, indica que la administración de vasopresores debe comenzarse también durante la primera hora (Figura 4).

Finalmente, el control de la fuente de infección, como previamente se ha mencionado, se debería llevar a cabo **antes de las seis horas**.

- Measure lactate level. Remeasure if initial lactate is >2 mmol/L.
- Obtain blood cultures prior to administration of antibiotics.
- Administer broad-spectrum antibiotics.
- Begin rapid administration of 30ml/kg crystalloid for hypotension or lactate ≥4 mmol/L.
- Apply vasopressors if patient is hypotensive during or after fluid resuscitation to maintain MAP ≥65 mm Hg.

*"Time zero" or "time of presentation" is defined as the time of triage in the Emergency Department or, if presenting from another care venue, from the earliest chart annotation consistent with all elements of sepsis (formerly severe sepsis) or septic shock ascertained through chart review.

Figura 4: Procedimientos a llevar a cabo duante la primera hora según "Sepsis Surviving Campaign"

4. REFERENCIAS

- González Estévez MJ, Martínez Melgar JL, Pérez Antolín PI. Sepsis Grave y shock séptico. En: Vázquez Lima MJ, Casal Codesido JR, editores. Guía de Actuación en Urgencias. 5ª ed. Madrid: Panamericana; 2015:468-474.
- Levy MM, Evans LE, Rhodes A. The Surviving Sepsis Campaign Bundle: 2018 update. Intensive Care Med. 2018;44(6):925-928. doi: 10.1007/s00134-018-5085-0
- Sánchez-Conrado A, Mata A. Guías de actuación en Urgencias: Sepsis. Clínica Universidad de Navarra. 2018;271-286. Disponible en: https://www.cun.es/dam/cun/archivos/pdf/publicaciones-cun/urgencias/guia-actuacion-sepsis
- Gamazo del Rio JJ, Álvarez Manzanares J, González del Castillo J. Los nuevos criterios de sepsis. Sociedad española de Medicina de Urgencias y Emergencias. Grupo de Infecciones en Urgencias (INFURG-SEMES) 2018. Disponible en: https://www.semes.org/wp-content/uploads/2020/01/Los-Nuevos-Criterios-De-Sepsis.pdf
- Gómez-Gómez B, Sánchez-Luna JP, Pérez-Beltrán CF, Díaz-Greene EJ, Rodríguez-Weber FL. Choque séptico. Lo que sabíamos y o que debemos saber...Med Int Méx. 2017;33(3):381-391.
- Huarte Sanz I. Temas básicos en Medicina de Urgencias y Emergencias. El paciente séptico en Urgencias. Sociedad

española de Medicina de Urgencias y Emergencias. 2015. Disponible en: https://drive.google.com/file/d/0BzoyV8-T3UMEOFFRY1VSVmh2SzQ/view?usp=drive_web

- Alcoya Carricas M, Azofra Ramos E, Benito Mayoral N, Cano Rodríguez T, Cuadra Eguíluz S, de la Fuente Moreno J et al. Protocolos de Urgencias. Atención de pacientes con Sepsis en el Servicio de Urgencias. 2017. Disponible en: https://www.riojasalud.es/f/rs/docs/Atencion-de-pacientes-con-sepsis.pdf

CAPÍTULO 2
MANEJO DEL SÍNCOPE

Pablo Herrera Russert, Isabel Mainar Gil, Eduardo Esteban Zubero

1. CONCEPTO

El síncope se define como una pérdida transitoria de la consciencia debida a una hipoperfusión cerebral global, y se caracteriza por un inicio rápido, una corta duración y una recuperacion espontánea completa; sin dejar déficit neurológico posterior ni necesitar ningún tipo de cardioversión. Es relativamente frecuente, representando hasta el 3% de los motivos de consulta en los servicios de Urgencias. Con el término presíncope se define el estado de enturbiamiento de consciencia e inestabilidad postural que finalmente no llega a desarrollar completamente un episodio sincopal.

Es importante destacar que existen otras condiciones además del síncope que pueden causar pérdidas transitorias de conciencia (PTC), como se puede observar en la Figura 1. Los distintos grupos de PTC se definen mediante criterios fisiopatológicos. En el caso del síncope, el criterio que lo cualifica es la hipoperfusión cerebral; para los ataques epilépticos, es una actividad cerebral excesivamente anormal y para la PTC psicogénica, es el proceso de conversión psicológico.

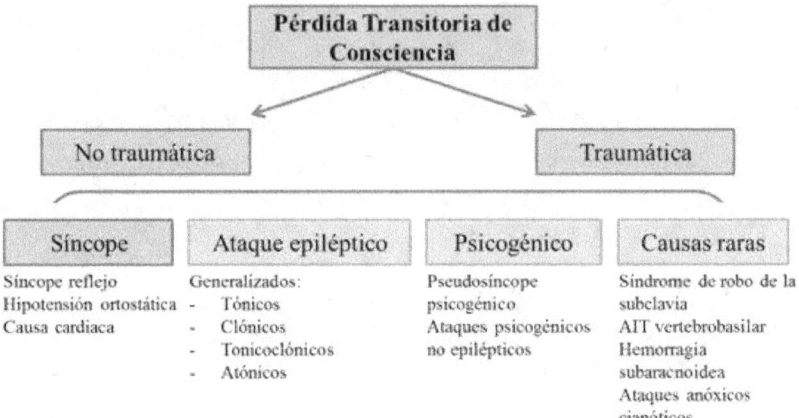

Figura 1: Causas de la pérdida transitoria de conciencia. AIT: Accidente isquémico transitorio

2. FISIOPATOLOGÍA

La clasificación fisiopatológica del síncope se basa en una caída de la presión arterial sistémica que causa una reducción general del flujo sanguíneo cerebral, como característica definitoria. Un cese súbito del flujo sanguíneo cerebral de solo 68 s puede producir una pérdida completa del conocimiento. Una presión arterial sistólica (PAS) de 50-60 mmHg en el corazón, es decir, 30-45 mmHg en el cerebro en posición erecta, causa la pérdida del conocimiento.

La cifra de tensión arterial queda determinada por el gasto cardiaco y por la suma de las resistencias vasculares periféricas, de modo que una reducción de cualquiera de estos dos factores puede favorecer la aparición de un síncope, si bien a menudo suele deberse a una combinación de ambos.

Las causas más importantes de una resistencia periférica total baja son 3. La primera es la reducción de la actividad refleja, que causa vasodilatación sin retirada de la vasoconstricción simpática: este es el síncope reflejo de tipo vasodepresor. La segunda causa es el fallo funcional y la tercera, el fallo estructural del sistema nervioso autónomo. Existen 4 causas principales para un gasto cardiaco bajo. La primera es la bradicardia refleja, que se denomina síncope reflejo cardioinhibitorio. Las causas cardiovasculares constituyen el segundo grupo: arritmias y enfermedad estructural. La tercera es un retorno venoso inadecuado debido a la pérdida de volumen o la acumulación venosa. La cuarta y última es la incompetencia cronotrópica e inotrópica que, debido a la disfunción del sistema nervioso autónomo, puede reducir el gasto cardiaco.

3. ETIOLOGÍA

Según los mecanismos fisiopatológicos que producen el síncope se distinguen diferentes categorías (Tabla 1):

3.1 SÍNCOPE REFLEJO (NEUROMEDIADO)

Se refiere a aquellas situaciones en las que los reflejos neurogénicos que normalmente son útiles para controlar la circulación, se vuelven intermitentemente inadecuados en respuesta a un desencadenante, produciendo vasodilatación excesiva, que desencadena hipotensión arterial y disminución de la perfusión cerebral global. Según el tipo de desencadenante distinguimos varios tipos:

- <u>Síncope vasovagal:</u> generalmente desencadenado por emociones desagradables, miedo o dolor, y también en otras circunstancias no tan bien definidas. Habitualmente se precede de síntomas prodrómicos de activación autónoma (sudoración, palidez, náuseas).
- <u>Síncope situacional:</u> similar al síncope vasovagal común excepto por tener un "gatillo" claramente identificable. Estos incluyen los desencadenados por ciertas circunstancias específicas, como la tos, el estornudo, la estimulación gastrointestinal (tragar, defecar, dolor visceral), tras la micción, el ejercicio, la ingesta u otras circunstancias (risa, tocar instrumentos de viento, levantar pesas).
- <u>Síncope del seno carotídeo:</u> causa rara de síncope (aproximadamente el 1%), producido por hiperactivación vagal tras manipulación accidental del cuello que resulta en una presión externa sobre los barorreceptores. Se diagnostica reproduciéndolo mediante masaje del seno carotídeo y debe sospecharse cuando se desencadena con los movimientos bruscos de la cabeza, al afeitarse o en síncopes recurrentes en pacientes de edad avanzada.
- <u>Formas atípicas:</u> situaciones en que se produce síncope reflejo con desencadenantes inciertos o incluso sin ellos. El diagnóstico en estos casos se realiza por exclusión de otras

causas de síncope y reproducción del mismo en mesa basculante.

3.2 SÍNCOPE DEBIDO A HIPOTENSIÓN ORTOSTÁTICA

Se producen por una alteración crónica del sistema simpático eferente, de forma que la vasoconstricción no se adapta adecuadamente al ortostatismo. Así, al ponerse de pie, la presión arterial cae y aparece un síncope o un presíncope. En algunas ocasiones los pacientes no llegan a experimentar un síncope como tal, presentando únicamente mareo, inestabilidad, palpitaciones, sudoración o alteraciones de la visión y de la audición.

3.3 SÍNCOPE CARDIOGÉNICO

Suele aparecer como consecuencia de alteraciones cardiacas, ya sean estructurales o del ritmo del mismo.

3.3.1 Arritmias

Las arritmias primarias suelen ser causas menos comunes de síncope, de forma que suelen ser las relacionadas con alguna cardiopatía estructural que comprometa el gasto cardiaco las que desarrollan sincope.

Bradi o taquiarritmias pueden ser la causa del síncope si debido a la frecuencia cardíaca anormal (junto con la respuesta vascular compensatoria) no puede mantenerse un flujo cerebral estable. Las bradiarritmias se producen por disfunción del nodo sinusal o por enlentecimiento en la conducción desde éste hasta el nodo auriculoventricular. Estos síncopes suelen producirse repentinamente, sin pródromos.

Los síncopes por taquiarritmias se producen porque no ha dado tiempo a que se produzca la compensación vascular, de forma que se desencadena la hipotensión y cese de la perfusión cerebral definitorias del síncope. En este caso, los pacientes si suelen experimentar síntomas previos a la pérdida de conciencia, como palpitaciones.

Por último, las bradiarritmias y taquiarritmias pueden estar generadas por fármacos que enlentezcan el nodo sinusal o la conducción auriculoventricular, asi como aquellos que alarguen el QT.

3.3.2 Enfermedad estructural

El síncope relacionado con enfermedad estructural cardiopulmonar se produce cuando las necesidades metabólicas sobrepasan la capacidad reducida del corazón enfermo para aumentar el gasto cardiaco. Es muy probable cuando el síncope se presenta en pacientes con prolapso de mixoma auricular, trombos en la pared de la aurícula izquierda, estenosis aórtica grave o disección aórtica aguda, siendo las causas que afectan al tracto de salida del ventrículo las más peligrosas por relacionarse con una mayor incidencia de muerte súbita. Enfermedades cardiopulmonares como el tromboembolismo o la hipertensión pulmonar, también pueden ser causas de síncope.

Tabla 1. CLASIFICACIÓN ETIOLÓGICA DEL SÍNCOPE	
SÍNCOPE REFLEJO (NEUROMEDIADO)	VASOVAGAL: - Síncope vasovagal ortostático: en bipedestación, menos común en sedestación Emocional: miedo, pánico, instrumentación, fobia a la sangre... SITUACIONAL - Micción - Esfuerzo deglutorio o defecatorio Tos o estornudo Tras esfuerzo SÍNDROME DEL SENO CAROTÍDEO FORMAS ATÍPICAS
SÍNCOPE POR HIPOTENSIÓN ORTOSTÁTICA (HO)	La HO puede exacerbarse por acumulación venosa durante el ejercicio (por esfuerzo), tras la ingesta (pospandrial) o tras un periodo prolongado de reposo. HO INDUCIDA POR FÁRMACOS (lo más frecuente): vasodilatadores, diuréticos, fenotiazina, antidepresivos... HO POR DEPLECIÓN DE VOLUMEN: hemorragia, diarrea... HO POR DISFUNCIÓN AUTONÓMICA PRIMARIA: Parkinson, demencia por cuerpos de Lewy... HO POR DISFUNCIÓN AUTONÓMICA SECUNDARIA: diabetes mellitus, amiloidosis, lesiones medulares, neuropatía autonómica autoinmune o paraneoplásica...
SÍNCOPE DE ORIGEN CARDIACO	ARRITMIA - Bradicardia: disfunción del nodo sinusal, trastornos de conducción auriculoventricular - Taquicardia: Supraventricular, ventricular CARDIOPATÍA ESTRUCTURAL: estenosis aórtica, infarto agudo de miocardio, miocardiopatía hipertrófica, masas cardiacas, enfermedad o taponamiento pericárdico, anomalías congénitas de arterias coronarias, disfunción de prótesis vascular... ENFERMEDAD CARDIOPULMONAR Y DE GRANDES VASOS: Tromboembolismo pulmonar, disección aórtica aguda, hipertrensión pulmonar...

4. ABORDAJE DIAGNÓSTICO

El objetivo inicial ante la pérdida transitoria de consciencia es determinar su naturaleza por medio de la historia clínica, para valorar de este modo si se corresponde con un síncope en un sentido estricto y orientar el diagnóstico etiológico. Por otra parte, en el contexto de la

Urgencia debe esclarecerse si el síncope constituye el motivo de consulta predominante o si se trata de la manifestación de una enfermedad subyacente de mayor entidad, valorando si existe riesgo cardiovascular elevado o de muerte súbita.

Son cuatro los principales rasgos de la **pérdida transitoria de consciencia**: duración breve, merma del control motor, pérdida de capacidad de respuesta y amnesia del episodio. Por otra parte, se trata de un **síncope** cuando existen signos y síntomas cardiogénicos, de reflejo vagal y/o de hipotensión ortostática; en ausencia de signos y síntomas propios de otras formas de pérdida transitoria de consciencia (como los asociados a traumatismos craneoencefálicos, a convulsiones epilépticas, al pseudosíncope psicógeno u otras causas más inusuales).

En cualquier caso, ante la sospecha de un cuadro de naturaleza sincopal la actitud inicial es la siguiente:

- Historiar y explorar al paciente considerando la posible existencia de episodios previos.
- omar la tensión arterial en decúbito supino y en bipedestación.
- Solicitar ECG.

A continuación, y en función de los hallazgos, está justificado el empleo de otras pruebas complementarias:

- Monitorización con ECG, cuando exista sospecha de síncope cardiogénico o arritmias.
- Ecocardiograma, cuando existan antecedentes de patología cardiaca en la historia clínica.

- Masaje del seno carotídeo, en pacientes mayores de 40 años.
- *Tilt test*, cuando exista sospecha de hipotensión o reflejo vagal.
- Análisis de sangre, cuando exista indicación clínica, para evaluar parámetros según la causa sospechada (por ejemplo, hematocrito y hemoglobina si se sopesa una hemorragia como causa).

Cuando la sospecha diagnóstica de síncope es altamente probable resulta innecesario proseguir con pruebas complementarias adicionales, pudiendo procederse al plan de tratamiento.

Los signos y síntomas clínicos que respaldan un diagnóstico altamente probable de síncope en la evaluación inicial son los siguientes, clasificados según su causa:

4.1 SÍNCOPE POR REFLEJO VAGAL
- Antecedentes de síncope recurrente, sobre todo antes de los 40 años.
- Bipedestación prolongada.
- Paciente comiendo en el momento del episodio.
- Ambiente caluroso o concurrido.
- Síntomas vegetativos.
- Movimiento cefálico o masaje del seno carotídeo.
- Ausencia de patología cardiaca concomitante.

4.2 SÍNCOPE POR HIPOTENSIÓN ORTOSTÁTICA
- Episodio durante o después de bipedestación prolongada.

- Bipedestación brusca tras esfuerzo.
- Hipotensión posprandial.
- Consumo de fármacos hipotensores o variación en pauta habitual.
- Existencia de neuropatía autonómica o parkinsonismos.

4.3 SÍNCOPE CARDIOGÉNICO

- Episodio durante esfuerzo o decúbito.
- Palpitación súbita antecediendo el síncope.
- Antecedentes de muerte súbita familiar no filiados.
- Patología estructural del corazón.
- Hallazgos en ECG que respalden causa cardiaca.

5. ESTRATIFICACIÓN DEL RIESGO

Cuando exista incertidumbre diagnóstica tras la evaluación preliminar en Urgencias se debe proceder a la estratificación del riesgo de morbilidad y mortalidad, a corto y largo plazo (ver Tabla 2).

La presencia exclusiva de **factores de bajo riesgo** justifica el alta del servicio de Urgencias sin requerir pruebas diagnósticas adicionales, ya que con mayor probabilidad se trate de síncope por mecanismo vasovagal u ortostático (pudiendo requerir el paciente ingreso hospitalario por otras enfermedades o daños concomitantes). En esta circunstancia la actitud a seguir se centrará en la educación del paciente, con especial hincapié en la detección de desencadenantes y modos de evitarlos. La presencia de recidivas obliga a remitir al paciente a la Unidad de Síncope (o Cardiología/Arritmias).

Los pacientes **sin criterios de alto ni bajo riesgo** no se ven beneficiados por el ingreso directo. Se recomienda en estas circunstancias su observación, con monitorización de 6 a 24 horas, lo cual permite mejorar el rendimiento diagnóstico y la reducción de ingresos hospitalarios innecesarios, sin comprometer el pronóstico.

La presencia de **factores de alto riesgo** exige un abordaje diagnóstico intensivo, con ingreso y tratamiento de carácter urgente. Adicionalmente, requieren monitorización en un contexto que posibilite resucitación en caso de deterioro imprevisto. Debe asumirse, por tanto, la posibilidad de eventos graves a corto plazo.

Tabla 2. SIGNOS Y SÍNTOMAS CLASIFICADOS SEGÚN EL RIESGO		
	BAJO RIESGO	**ALTO RIESGO**
EVENTO SINCOPAL	Pródromos, signos y síntomas del reflejo vasovagal.	Antecedente de dolor o molestia torácica, disnea, dolor abdominal o cefalea. Signos y síntomas que sugieran origen cardiogénico. Pródromos muy breves (< 10 s). Historia familiar de muerte súbita a corta edad.
HISTORIA MÉDICA	Síncopes recurrentes de características similares, de bajo riesgo. Ausencia de patología cardiaca estructural.	Patología cardiaca estructural o enfermedad coronaria.
EXPLORACIÓN	Normalidad	TAS inferior a 90 mmHg Sospecha de sangrado gastrointestinal. Bradicardia persistente (< 40 lpm).
ECG	Normalidad	MENORES Bloqueo AV de 1er grado. Bradicardia sinusal inapropiadamente baja (40-50 lpm). Complejo QRS preexcitado. Patrones de Brugada atípicos. MAYORES Cambios consistentes con isquemia aguda. Bloqueos AV de 2º-3er grado. Bloqueos de rama, alteraciones de la conducción intraventricular, hipertrofia ventricular, ondas Q... Bradicardia sinusal persistente (< 40 lpm). Patrón de Brugada tipo 1.

TAS: Tensión arterial sistólica; ECG: Electrocardiograma; AV: Auriculoventricular

6. DIAGNÓSTICO DIFERENCIAL

Los principales cuadros clínicos a considerar ante el paciente con síntomas sincopales son la pérdida transitoria de consciencia psicógena (**pseudosíncope**), cri**sis comiciales**, **accidente cerebrovascular**, **migraña**, **cataplejía** y trastornos **tóxico-metabólicos** (hipoglucemias, hipoxia e intoxicaciones).

Resulta imprescindible la distinción entre las manifestaciones clínicas del síncope y las convulsiones epilépticas, teniendo en cuenta que ambos cuadros pueden inducirse mutuamente. Aspectos a tener en cuenta en su diferenciación son los siguientes:

- Presencia y naturaleza del desencadenante, que en el caso del síncope varía según el tipo. Catalizadores habituales son la bipedestación, dolor, emociones, ...
- **Pródromos**; distinguir el presíncope (activación autonómica en el síncope vasovagal o palpitaciones en el cardiogénico) del aura epiléptica (de carácter repetitivo y variable, en forma de olor desagradable, aura epigástrica, etc.)
- Mioclonías, que en el caso del síncope comienzan tras la pérdida de consciencia y raramente exceden 10, asimétricas y asíncronas.
- Mordedura de lengua, raramente y en la punta, en el caso del síncope.
- Duración de la inconsciencia, habitualmente de 10 a 30 s en el síncope, frente a varios minutos en las convulsiones epilépticas.
- Recuperación, con restablecimiento del nivel de alerta, sin alteraciones de la memoria en el caso del síncope.

7. TRATAMIENTO

El abordaje terapéutico del síncope contempla tres escenarios fundamentales, definidos por el mecanismo de acción sospechado y/o su nivel de riesgo (Figura 2).

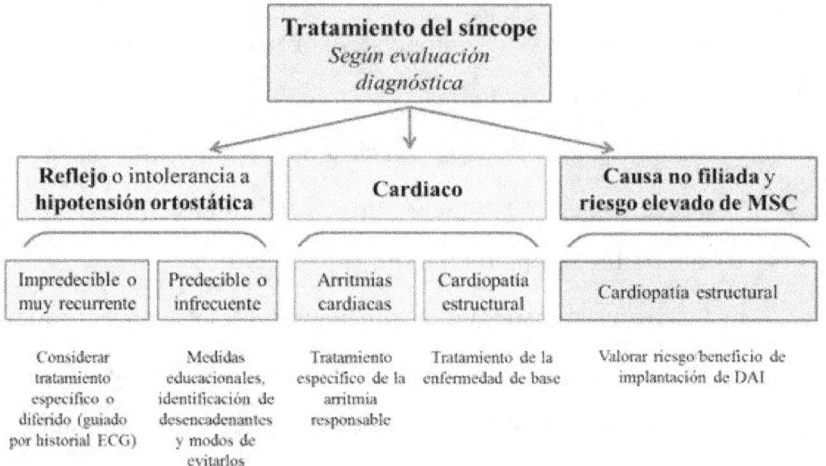

Figura 2: *Principal marco de tratamiento del síncope, según estratificación y causa. MSC: Muerte súbita cardiaca; ECG: Electrocardiograma; DAI: Desfibrilador automático implantable*

Debe tenerse en cuenta que la estrategia terapéutica de prevención del síncope recurrente antepone el mecanismo de acción a la etiología. Por otro lado, dicho tratamiento difiere a menudo del manejo de la enfermedad de fondo, razón por la cual el manejo de los pacientes con alto riesgo de muerte súbita exige una valoración pormenorizada a nivel individual.

7.1 SÍNCOPE POR REFLEJO VASOVAGAL

Los fundamentos del tratamiento en este escenario son los siguientes:

- Educación, modificación de hábitos de vida y énfasis en su carácter benigno, a pesar de que las formas severas pueden resultar invalidantes (ya sea por alteración de calidad de vida, brevedad de pródromos que exponen al paciente a caídas accidentales o episodios en momentos críticos). La educación, que constituye la medida más importante de todas, contempla la identificación de desencadenantes y síntomas prodrómicos con el fin de aplicar medidas de evitación.
- Interrupción o reducción de tratamiento hipotensor cuando la tensión arterial diana es de 140 mmHg. Esta estrategia constituye un modo efectivo para reducir la recurrencia de síncopes por hipotensión ortostática.
- Maniobras de contrapresión, en forma de contracciones musculares isométricas, útiles en pacientes menores de 60 años con síntomas prodrómicos identificables y duraderos.
- Fármacos, cuando fracasan las medidas de educación: fludrocortisona.
- Marcapasos cardiaco, cuando exista correlación establecida entre los síntomas y el ECG o síndrome del seno carotídeo cardioinhibitorio en pacientes mayores de 40 años.

7.2 SÍNCOPE POR HIPOTENSIÓN ORTOSTÁTICA

Los fundamentos del tratamiento son los siguientes:

- Educación y modificación de hábitos de vida (de forma análoga al reflejo vasovagal). La medida ambulatoria de la tensión arterial resulta útil en este contexto.
- Hidratación e ingesta de sal adecuada, con el fin de asegurar la expansión del volumen extracelular. Se recomienda la ingesta de 2-3 L de agua al día con 10 g de NaCl.
- Interrupción o reducción de tratamiento hipotensor, ya que la prescripción de 3 o más fármacos antihipertensivos aumenta significativamente el riesgo de hipotensión ortostática.
- Maniobras de contrapresión, mediante cruce de piernas, posición de cuclillas o empleo de medias de compresión.
- Descanso nocturno con elevación de cabecera (>10°).
- Fármacos, ante la persistencia de síntomas: miodrina y fludrocortisona.

7.3 SÍNCOPE POR ARRITMIAS CARDIACAS

Se debe valorar si el origen es **arritmogénico**, en cuyo caso el abordaje consistirá en el tratamiento específico de la arritmia, o si el origen es por **cardiopatía estructural**.

7.4 SÍNCOPE POR CAUSA NO FILIADA Y RIESGO ELEVADO DE MUERTE SÚBITA

Se debe valorar la implantación de un desfibrilador automático implantable (DAI).

7.5 SÍNCOPE EN EL ANCIANO O PACIENTE FRÁGIL

Hay varios aspectos que deben tenerse en cuenta:

- La polifarmacia, con posible toma de fármacos cardiovasculares, neurolépticos, antidepresivos y dopaminérgicos. Se debe suspender o reducir la toma de fármacos que puedan justificar la recurrencia de síncopes.
- Ante la caída accidental sin testigos, habiendo excluido causa mecánica, debe manejarse como síncope. Las caídas de causa desconocida justifican una consideración como síncope de causa no filiada.
- Debe realizarse una evaluación del estado cognitivo y físico completo, para posibilitar la detección de comorbilidades que puedan condicionar el diagnóstico y la respuesta del paciente al tratamiento.

8. REFERENCIAS

- Brignole M, Moya A, de Lange FJ, Deharo JC, Elliott PM, Fanciulli A, et al. 2018 ESC Guidelines for the diagnosis and management of syncope. Eur Heart J. 2018 ;39(21):1883-1948. doi: 10.1093/eurheartj/ehy037.
- Shen WK, Sheldon RS, Benditt DG, Cohen MI, Forman DE, Goldberger ZD, et al. 2017 ACC/AHA/HRS guideline for the evaluation and management of patients with syncope: a report of the American College of Cardiology/American Heart

Association Task Force on Clinical Practice Guidelines and the Heart Rhythm Society. J Am Coll Cardiol. 2017;70(5):e39-e110. doi: 10.1016/j.jacc.2017.03.003.

CAPÍTULO 3
FIBRILACIÓN AURICULAR

Raquel López Poza, Miguel Ortega Navaridas, María Luisa Berges Ruiz

1. INTRODUCCIÓN

Debido a la elevada frecuencia de casos de fibrilación auricular (FA) en los servicios de Urgencias, hemos considerado necesario realizar este trabajo para conocer su patogenia y manejo en dicho servicio. Se trata de una arritmia, para cuyo diagnóstico, la prueba principal es el electrocardiograma. Con respecto al tratamiento, podemos seguir una estrategia de control de la frecuencia ventricular y/o del ritmo, para lo cual es necesario conocer el tiempo de instauración de la enfermedad. Posteriormente, debemos valorar la necesidad de anticoagulación.

2. CASO CLÍNICO

Antecedentes personales: No alergias medicamentosas conocidas. Exfumador desde hace más de 30 años. Hipertrofia miocárdica septal leve (informe de cardiólogo privado). Hipotiroidismo. Neumonía atípica hace más de 30 años. Hipertrofia benigna de próstata. Insomnio. Intervenciones quirúrgicas: hernia inguinal bilateral y cataratas bilaterales.

Tratamiento habitual: Levotiroxina 62.5 µg (un comprimido por la mañana), Lormetazepam 1 mg (medio comprimido por la noche).

Motivo de consulta: Varón de 81 años que acude al Servicio de Urgencias del Hospital San Pedro por notarse palpitaciones rápidas y cierta opresión precordial desde hace 30 minutos, mientras se encontraba en la cama.

Exploración física: Tensión arterial (TA): 130/78, frecuencia cardiaca: 130 latidos por minuto (lpm), temperatura: 36.1 °C, saturación periférica de oxígeno (SpO_2) basal: 97%, peso: 90 kg. El paciente se encuentra consciente y orientado en espacio, tiempo y persona, con buen estado general, sin ingurgitación yugular, bocio ni adenopatías cervicales ni supraclaviculares. En la auscultación cardíaca presenta taquiarritmia sin soplos y en la pulmonar murmullo vesicular conservado. El abdomen se encuentra blando, depresible y no doloroso a la palpación, sin masas, megalias palpables, ni hernias. Las extremidades inferiores no presentan edemas, ni signos de trombosis venosa profunda. Los pulsos periféricos están conservados.

Evolución en Urgencias: ante los síntomas cardíacos, al paciente se le realizó un electrocardiograma en el que se apreció una FA a 130 lpm (Figura 1), una radiografía de tórax que fue normal, y una analítica en la que los parámetros alterados fueron los siguientes: glucosa 103 mg/dL, urea 51 mg/dL y plaquetas 147.000/µL.

Ante el diagnóstico de **FA con respuesta ventricular rápida** de menos de 48 h de evolución y estabilidad hemodinámica se administró en un primer momento amiodarona intravenosa ([iv], 300 mg en 100 ml de suero salino fisiológico a pasar en 20 min) y enoxaparina 8000 UI (80 mg)/0,8 ml subcutáneo (sc).

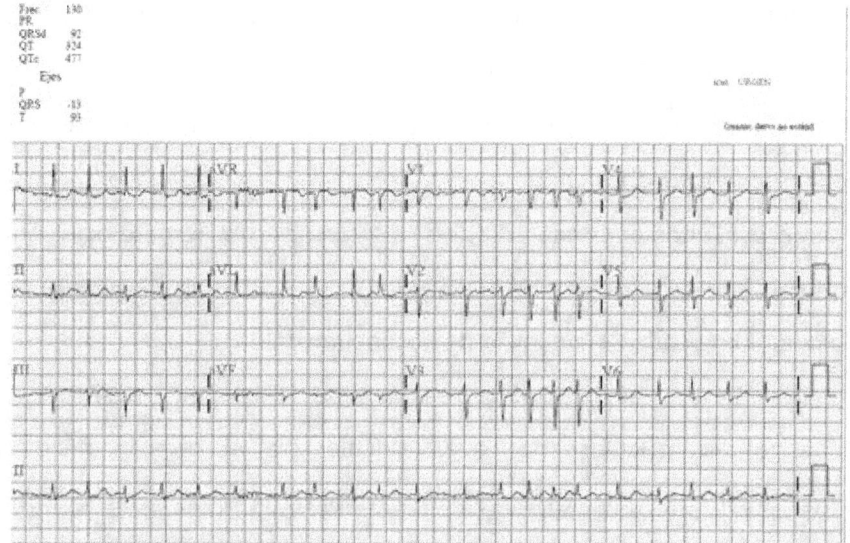

Figura 1: ECG que muestra patrón de fibrilación auricular

Debido a la persistencia de la FA se procedió a la cardioversión eléctrica sincronizada a 100 julios, previa sedación con 5 mg de midazolam iv. Para revertir la sedación se administraron 2 ampollas de flumazenilo (0,1 mg/ml) iv (Una ampolla en bolo rápido, y otra ampolla en infusión lenta).

Tras la cardioversión eléctrica, el paciente se mantuvo en ritmo sinusal. Fue diagnosticado de **primer episodio de FA** y se le dio el alta a domicilio.

El paciente, según la escala CHA2DS2-VASc, presenta una puntuación de 2 (por la edad mayor de 75 años), por lo que se le pautó clexane 80mg sc cada 12 horas con posterior cita en consultas externas (CEX) de hematología y cardiología, así como recomendación de analítica completa con estudio de hormonas tiroideas (TSH 7.53 mUI/L, T4L 1.08 mmol/L, Ac anti TPO 108 UI/mL)

El paciente no fue dado de alta con tratamiento de control del ritmo ni de la frecuencia ventricular.

Cita en consultas externas (CEX) de Hematología de Hematología: Ante un CHA2DS2-VASc de 2 y HAS-BLED de 1, se pautó terapia puente con clexane 80mg cada 24 h e inicio de acenocumarol.

Cita en CEX de Cardiología: se realizó ecocardiograma transesofágico (hipertrofia ventricular izda. Leve. Aurícula izda. 40 mm. Insuficiencia mitral y aórtica triviales) y electrocardiograma que muestra ritmo sinusal a 65 lpm. Se inició tratamiento con flecainida 100 mg medio comprimido en el desayuno y medio en la cena y emconcor 2,5 mg 1 comprimido en el desayuno.

3. DISCUSIÓN

3.1 CONCEPTO Y EPIDEMIOLOGÍA

La FA es una taquiarritmia supraventricular irregular que presenta una despolarización auricular desorganizada con una contracción auricular ineficaz.

La FA supone el 3,6% de todos los motivos de urgencias en España y es la responsable del mayor número de hospitalizaciones (el 10-40% de pacientes con FA son hospitalizados). Se calcula que la prevalencia es del 1-2% y se incrementa con la edad, en pacientes con hipertensión arterial, insuficiencia cardiaca crónica, enfermedad coronaria, valvulopatía, diabetes mellitus, obesidad y enfermedad renal crónica.

Entre las causas que pueden producir esta patología encontramos: causas agudas (intoxicación etílica, cirugía, infarto agudo de miocardio...), enfermedades cardíacas primarias (valvulopatías, miocardiopatías, tumores cardíacos...), afectación cardíaca secundaria (hipertensión arterial, diabetes mellitus, afectación tiroidea...) y neurogénica.

3.2 CLASIFICACIÓN DE LA FA

3.2.1 Secundaria a causas reversibles

3.2.2 FA no secundaria

- FA detectada por primera vez: primera crisis diagnosticada a un paciente aunque hubiera padecido otras no documentadas, independientemente de la duración y presencia o gravedad de los síntomas relacionados.
- Paroxística: aquella que presenta episodios autolimitados con duración menor a 48 horas.
- Persistente: aquella cuya duración es mayor a 7 días. Incluye aquella que requiera cardioversión eléctrica (CVE) o farmacológica, después de 7 días o más.
- Persistente de larga duración: aquella que lleve al menos un año en el momento en el que se adopta una estrategia de control del ritmo.

- Permanente: aquella que es aceptada por el paciente y por el médico y no se considera la opción de cardioversión. En caso de que así fuera, se reclasificaría como persistente de larga duración.

3.3 CLÍNICA

- Asintomática
- Sintomática con estabilidad hemodinámica: embolias (principalmente cerebrovasculares), exacerbación de otra cardiopatía, palpitaciones, dolor torácico, disnea, síncope.
- Sintomática con inestabilidad hemodinámica: shock cardiogénico (descenso sintomático de la TA de 30 mmHg, TA < 90/50 mmHg o reducción de la perfusión periférica, función renal o nivel de conciencia), edema agudo de pulmón (EAP) o síndrome coronario agudo.

La clasificación EHRA (*European Heart Rhythm Association*) permite una aproximación más objetiva de los síntomas, que desaparecen cuando se devuelve el ritmo sinusal o se controla la frecuencia ventricular.

\multicolumn{2}{c}{Tabla 1. CLASIFICACIÓN DE LA EHRA}	
ESTADIO	CLÍNICA
I	Sin síntomas
IIa	Síntomas leves (no se afecta la actividad diaria normal)
IIb	Síntomas leves (no se afecta la actividad diaria normal, pero los síntomas suponen un problema para el paciente.)
III	Síntomas graves (se afecta la actividad diaria normal)
IV	Síntomas incapacitantes (se interrumpe la actividad diaria normal)

EHRA: European Heart Rhytm Association

3.4 DIAGNÓSTICO

La única prueba diagnóstica necesaria es el **electrocardiograma (ECG)** de 12 derivaciones y la tira de ritmo. En ellos, aparecen ondas de actividad auricular caracterizadas por ser irregulares, muy rápidas (400-600 lpm), de bajo voltaje (ondas f), con una respuesta ventricular irregular (intervalos RR irregulares) y, generalmente, rápida.

También son necesarias otras pruebas complementarias para valorar la repercusión hemodinámica: radiografía posteroanterior y lateral de tórax, pulsioximetría, gasometría arterial si SpO_2 es menor a 90% o si el paciente está en shock, analítica de sangre con hemograma, bioquímica (glucosa, urea, creatinina e iones). Si dolor torácico de patrón coronario, troponina y coagulación. Si sospecha de intoxicación por fármacos, tóxicos en sangre y orina.

3.5 MANEJO EN URGENCIAS

Ante un paciente con FA lo primero que debemos comprobar es el estado hemodinámico del paciente y la frecuencia cardiaca.

Teniendo en cuenta la **frecuencia cardíaca**, clasificamos la FA en FA con frecuencia ventricular rápida (>100 lpm), normal (60-100 lpm) y lenta (<60 lpm). De forma genérica, la figura 2 muestra un algoritmo que posteriormente desarrollamos:

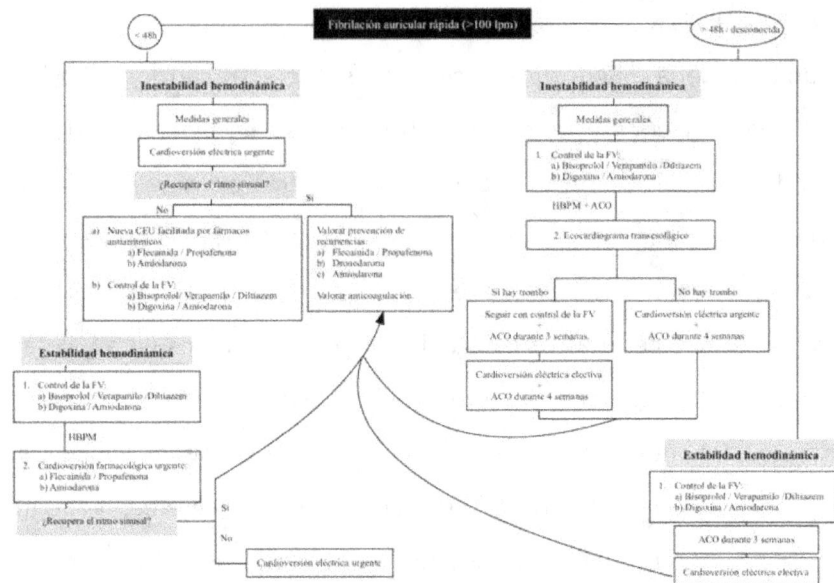

Figura 2: Algoritmo de manejo de la fibrilación auricular en Urgencias. HBPM: Heparina de bajo peso molecular; ACO: Anticoaglación oral; FV: Frecuencia ventricular; CEU: Cardioversión eléctrica urgente

3.5.1 Manejo en Urgencias de la FA con frecuencia ventricular rápida (> 100 lpm)

Es la más frecuente. Es necesario comprobar si el episodio comenzó antes o después de 48 horas.

- Menos de 48 horas e inestabilidad hemodinámica:
    - **Medidas generales:** canalizar una vía venosa periférica con bolo de suero fisiológico. Si la SpO_2 es < 90%, oxigenoterapia mediante mascarilla de tipo Venturi al 50%. Si no hay mejoría, se debe recurrir a la ventilación mecánica no invasiva. Monitorización continua de ritmo, frecuencia cardiaca, presión venosa central (PVC) y SpO_2.

Sondaje vesical y medición horaria de la diuresis. Tratamiento de la causa desencadenante, si la hubiera.
- **Cardioversión eléctrica urgente (CEU).** Si el paciente toma digoxina, se debe comenzar con la mitad de energía. Si se restablece el ritmo sinusal, daremos alta a domicilio citando en consultas de cardiología y valoraremos la necesidad de emplear **fármacos antiarrítmicos para prevenir recurrencias** (ver apartado 3.6.1). En caso de que no se recupere el ritmo sinusal realizaremos una nueva cardioversión eléctrica facilitada por fármacos antiarrítmicos (flecainida, propafenona o amiodarona [ver tabla 3]) u optaremos por controlar la frecuencia ventricular (ver tabla 2).
- Valoraremos la necesidad de **tratamiento anticoagulante** (ver apartado 3.8).

- Menos de 48 horas y estabilidad hemodinámica:
    - *Control de la frecuencia ventricular (FV).* Se realiza antes que el control del ritmo:
        - *Bisoprolol, verapamilo o diltiazem,* si no hay insuficiencia cardiaca. Ver tabla 2.
        - *Digoxina o Amiodarona* si hay insuficiencia cardiaca o los fármacos anteriores estuvieran contraindicados. Es muy útil la combinación de digoxina y bisoprolol o digoxina y diltiazem (ambos por vía oral) en caso de

que hubiera insuficiencia cardiaca y no se consiguiera una FC en reposo menor a 110 lpm. Ver tabla 2.
- *Cardioversión farmacológica urgente.* Previamente es necesario administrar heparina de bajo peso molecular en dosis terapéutica ajustada al peso sc
  - *Flecainida o propafenona* si no hay insuficiencia cardiaca o cardiopatía estructural significativa. Se entiende por cardiopatía estructural significativa a toda aquella cardiopatía estructural, excepto la miocardiopatía hipertensión con hipertrofia ventricular leve o moderada, y el propaso mitral sin insuficiencia valvular. Ver tabla 3.
  - *Amiodarona* si hay insuficiencia cardiaca o cardiopatía estructural significativa. Ver tabla 3.
  - Si en 48 horas no vuelve a ritmo sinusal, se cardiovertirá eléctricamente.
- *Valorar la prevención de las recurrencias* (ver apartado 3.6.1) y el tratamiento *anticoagulante* (ver apartado 3.8).

- <u>Más de 48 horas o desconocida e inestabilidad hemodinámica:</u>
  - *Medidas generales.* Las mismas que en menos de 48h e inestabilidad hemodinámica.
  - *Control de la FV.* Misma estrategia que en menos de 48 h y estabilidad hemodinámica, pero administrados de manera iv. Ver tabla 2.

- *Tratamiento anticoagulante seguido de ecocardiograma transesofágico.* Se emplea enoxaparina a dosis de 1 mg/kg/12 h por vía subcutánea junto con acenocumarol 3 mg/24 horas durante los primeros 2 días. Al tercer día, se debe ajustar el acenocumarol y suspender la heparina de bajo peso molecular.

  El objetivo del ecocardiograma transesofágico es comprobar la existencia de un trombo a nivel cardíaco:
  - Si no hay trombo, se realiza CEU, seguido de tratamiento anticoagulante durante 4 semanas más.
  - Si hay trombo, no se realiza la CEU. Se continúa con el tratamiento de control de la frecuencia ventricular y la anticoagulación durante 3 semanas. A continuación, se realiza la cardioversión eléctrica electiva (CEE) y se continúa con el tratamiento anticoagulante durante 4 semanas más. No se recomienda la CEU, sin haber descartado la presencia de trombo, debido al alto riesgo de formación de trombos en la aurícula izda. que pueden embolizar al recuperar el ritmo sinusal.
- Valorar la *prevención de las recurrencias* (ver apartado 3.6.1) y el tratamiento *anticoagulante* (ver apartado 3.8).

- <u>Más de 48 horas o desconocida y estabilidad hemodinámica:</u>
  - *Control de la FV:* Misma estrategia que en menos de 48 h y estabilidad hemodinámica. Ver tabla 2.

- *CEE*, valorada por cardiología y previa anticoagulación durante 3 semanas.
- Valorar la *prevención de las recurrencias* (ver apartado 3.6.1) y el tratamiento anticoagulante (ver apartado 3.8).

3.5.2 Manejo en Urgencias de la FA con frecuencia ventricular normal (60-100 lpm)

- Inestabilidad hemodinámica:
  - *Medidas generales.* Las mismas que en menos de 48 h e inestabilidad hemodinámica.
  - La inestabilidad no es debida a la FA ni a la FV, por lo que hay que descartar: reacción adversa a fármacos, intoxicación o afectación del nodo aurículo-ventricular.
  - Lo más frecuente es que sea permanente por lo que no es necesario controlar el ritmo.
  - Valorar el tratamiento **anticoagulante** (ver apartado 3.8).
- Estabilidad hemodinámica: No es necesario control de frecuencia ventricular.

3.5.3 Manejo en Urgencias de la FA con frecuencia ventricular lenta (< 60 lpm)

Suele ser FA permanente, por lo que no se realiza cardioversión.

- Inestabilidad hemodinámica:
  - *Medidas generales.* Las mismas que en menos de 48h e inestabilidad hemodinámica.

- *Control de la FV:* se debe mantener aquella FV que mantenga asintomático al paciente en reposo, mediante *atropina* (ampolla de 0,5-1 mg en bolo que puede repetirse cada 5 minutos hasta que el paciente esté estable hemodinámicamente o administrar una dosis máxima de 3 mg) o mediante un *marcapasos provisional, o una perfusión de adrenalina.*
- Valorar el tratamiento anticoagulante (ver apartado 3.8).
- Estabilidad hemodinámica:
  - Si FV < 40 lpm o tiene pausas > 3 segundos: *atropina o marcapasos provisional.*
  - Si FV > 40 lpm o tiene pausas < 3 segundos: ingresar en observación (si es causado por reacción adversa o intoxicación farmacológicas) o estudiar ambulatoriamente en Cardiología.

3.6 MANEJO DE LA FA A LARGO PLAZO

A medio-largo plazo, hay que decidir si se opta por controlar el ritmo (mantener al paciente en ritmo sinusal) o controlar la frecuencia ventricular (manteniendo al paciente en FA). Se opta por controlar el ritmo a medio-largo plazo si:

- Ablación previa de FA con recaída.
- Episodios de FA frecuentes y mal tolerados.
- Descompensación de patología cardíaca asociada a FA.

- FA secundara a enfermedad transitoria (hipertiroidismo, poscirugía...)
- Edad < 65-70 años.
- Pacientes con insuficiencia cardiaca que no mejoran con control de la frecuencia.
- Elección del paciente.

Se opta por controlar la frecuencia a medio-largo plazo si:
- Duración > 1 año.
- Fracaso previo de varias cardioversiones.
- Valvulopatía mitral significativa.
- Auricula izquierda dilatada > 55 mm.
- Edad > 65-70 años.
- Cardiopatía estructural significativa.
- Elección del paciente.

3.6.1 Control del ritmo a medio-largo plazo en la FA

Hasta un 30-50% de los pacientes con FA presentan recurrencia de la misma, especialmente si son mayores, presentan cardiopatía o dilatación de la aurícula izquierda.

El tratamiento antiarrítmico a largo plazo reduce los síntomas relacionados con la FA y duplica el mantenimiento del ritmo sinusal pero no elimina el riesgo de recurrencia.

Para la prevención de recurrencias podemos emplear:
- *Flecainida o propafenona*: si no hay insuficiencia cardiaca o cardiopatía estructural significativa. Ver tabla 3.

- *Dronedarona*: si hay cardiopatía estructural significativa. Ver tabla 3.
- *Amiodarona*: si hay insuficiencia cardiaca o los fármacos anteriores están contraindicados. Ver tabla. 3.

Si el control del ritmo fracasa con el empleo de un antiarrítmico se puede cambiar por otro.

Se puede recurrir a la ablación con catéter en pacientes con FA paroxística o persistente sintomáticas, a pesar del tratamiento farmacológico y CE y, excepcionalmente como primera opción, en FA paroxística sintomática y sin cardiopatía estructural[2].

3.6.2 Control de la frecuenvia ventricular a medio-largo plazo en la FA

El objetivo es conseguir una frecuencia en reposo de 60-110 lpm.

Si la fracción de eyección del ventrículo izdo. (FEVI) es mayor o igual 40%, se realizará la siguiente estrategia terapéutica:

- *Bisoprolol*. Si no se alcanza la FC objetivo o continúan los síntomas, añadir digoxina. Ver tabla 2.
- *Verapamilo o Diltiazem*. Si no se alcanza la FC objetivo o continúan los síntomas, añadir digoxina. Ver tabla 2.
- *Digoxina*. Si no se alcanza la FC objetivo o continúan los síntomas, añadir bisoprolol, verapamilo o diltiazem. Ver tabla 2.

Si la FEVI es < 40%, se debe administrar bisoprolol y digoxina, combinándolos a bajas dosis de forma temprana. Ver tabla 2.

La digoxina es menos eficaz para disminuir la FV en ejercicio, con respecto, a los betabloqueantes y los calcioantagonistas no dihidropiridínicos, por lo que, en caso de inactividad física se recomienda emplear digoxina y en caso de actividad física el resto de tratamientos.

En caso de que no se controlara farmacológicamente la FV, se puede recurrir al marcapasos definitivo (ventricular derecho o biventricular con/sin desfibrilador implantable) y posterior ablación del nodo aurículo-ventricular.

Como apunte general hay que destacar que no hay que combinar fármacos antiarrítmicos y que toda administración intravenosa requiere monitorización continua.

Tabla 2. FÁRMACOS PARA CONTROLAR LA FRECUENCIA VENTRICULAR			
FÁRMACO	**DOSIS DE CARGA**	**DOSIS DE MANTENIMIENTO**	**OBSERVACIONES**
Bisoprolol	2,5 mg/12 h	10 mg/24 h	Administrar si no hay insuficiencia cardiaca.
Verapamilo	INTRAVENOSO: 5 mg en 8 ml de suero fisiológico en 10 minutos. Repetir cada 20 minutos un máximo de 4 veces.	80 mg/8 h vo. Máximo 360 mg/24 h	Administrar si no hay insuficiencia cardiaca. Intravenoso requiere monitorización continua.
Diltiazem	ORAL: 60 mg/8 h INTRAVENOSO: 25 mg en 6 ml suero fisiológico a 1 ml/min. Repetir a los 20 minutos si precisa.	ORAL: 60 mg/8 h vo. Máximo 360 mg/24 h. INTRAVENOSO: 125 mg/250 ml suero glucosado al 5% a 10-30 ml/h	Administrar si no hay insuficiencia cardiaca.
Digoxina	ORAL: 0,25 mg/8 h 48 h. INTRAVENOSO: 0,25 mg cada 2 horas (máximo 6 veces).	0,25 mg/24 h	Si hay insuficiencia cardiaca o bisoprolol, verapamilo o diltiazem están contraindicados. Digitalizar en dependencia de toma previa o no.
Amiodarona	ORAL: 200 mg/8 h 7 días. 200 mg/12 h 7 días más. INTRAVENOSO: 2 ampollas (300 mg) en 100 ml de suero glucosado 5% y pasar en 20 minutos. Perfusión: 900 mg en 500 ml suero glucosado 5% a 21 ml/h.	200 mg/24 h durante 5 días a la semana.	Si insuficiencia cardiaca o contraindicación de bisoprolol, verapamilo o diltiazem.

Tabla 3. FÁRMACOS PARA CONTROL DE RITMO Y PREVENCIÓN DE RECURRENCIAS

FÁRMACO	DOSIS DE CARGA	DOSIS DE MANTENIMIENTO	OBSERVACIONES
Amiodarona	ORAL: 200 mg/8 h 7 días. 200 mg/12 h 7 días más. INTRAVENOSO: 2 ampollas (300 mg) en 100 ml de suero glucosado 5% y pasar en 20 minutos. Perfusión: 900 mg en 500 ml suero glucosado 5% a 21 ml/h.	200 mg/24 h durante 5 días a la semana.	Si insuficiencia cardiaca, cardiopatía estructural significativa o contraindicación de flecainida, propafenona o dronaderona.
Dronaderona		400 mg/12 h vo	Administrar si hay cardiopatía estructural significativa.
Flecainida	ORAL: 200-300 mg INTRAVENOSO: 150 mg en 100 ml suero fisiológico en 20 minutos	100 mg/12 h vo	Administrar si no hay insuficiencia cardiaca ni cardiopatía estructural significativa.
Procainamida	ORAL: 250-500 mg/4 h (50 mg/kg/día) INTRAVENOSO: 50 mg en bolo, pudiendo repetir a los 5 minutos.	ORAL: Dosis diaria/6-12 h INTRAVENOSO: 2 g en 500 ml suero glucosado al 5% a 15-90 ml/h	
Propafenona	ORAL: 450-600 mg INTRAVENOSO: 105-140 mg en 100 ml suero fisiológico en 20 minutos	150 mg/8 h vo	Administrar si no hay insuficiencia cardiaca ni cardiopatía estructural significativa.

3.7 CARDIOVERSIÓN ELÉCTRICA

La CE es una técnica efectiva (>95% con energía bifásica) y segura, con una tasa de complicaciones de menos del 3%: embolismo, edema pulmonar, bradiarritmias, fallo de marcapasos transitorio, quemaduras cutáneas, etc.

No se recomienda la cardioversión en urgencias a los pacientes con fibrilación auricular de más de 48 horas de evolución o de evolución desconocida, a menos que hayan estado anticoagulados durante las 3 semanas previas, pues tienen un alto riesgo de trombos en aurícula izquierda u orejuela, que pueden embolizar al restaurarse el ritmo sinusal. Incluso si se produce reversión espontánea no deseada a ritmo sinusal, deberá instaurarse dicho tratamiento anticoagulante oral (ACO) durante 4 semanas para evitar el embolismo post-cardioversión.

A continuación se va a detallar el procedimiento a seguir en una CE sincronizada que se realiza en el Servicio de Urgencias del Hospital San Pedro:

- Confirmar que el paciente permanece en ayunas desde 4-6 horas antes.
- Comprobar que se encuentra correctamente anticoagulado y que ha firmado su consentimiento informado.
- Trasladar al paciente al **área de reanimación** (REA). Se debe comprobar el funcionamiento correcto del equipo de aspiración y la disponibilidad de todo el material de reanimación cardiopulmonar (RCP). Es imprescindible la

presencia de un médico adjunto del Servicio de Urgencias experto en el procedimiento y técnicas de RCP.

- Administrar **oxígeno** al paciente, mediante gafas nasales a 4-6 litros/min.
- **Monitorizar** la saturación de oxígeno y conectarle al equipo de Monitor-Desfibrilador, seleccionando la derivación II.
- Colocar al paciente los dos parches-electrodo de marcapasos transcutáneo en posición subclavicular derecha y ápex. Sedar al paciente con: midazolam, 0,15 mg/Kg o propofol, 1 mg/Kg por vía endovenosa. El fármaco de uso más habitual en nuestro medio es el **midazolam**. Determinadas circunstancias clínicas (edad avanzada, insuficiencia cardiaca, etc.), requieren reducir estas dosis. Se puede asociar fentanilo (50-100 mcgr) al hipnótico seleccionado.
- **Conectar el Conmutador de Sincronización** (SINC). Comprobar que aparece un punto sobre la onda R de todos los complejos QRS, lo que indica que la sincronización es correcta. En algunos casos puede ser necesario cambiar la derivación de la monitorización para conseguirlo.
- Tras 1-3 minutos después de la administración del hipnótico, comprobar la hipnosis del paciente (no debe abrir los ojos a la llamada o suave estimulación táctil).
- Seleccionar el nivel de energía adecuado para la primera descarga de cardioversión: niveles de 100 y 150-200 J de

energía bifásica consiguen un 68 y 100% de efectividad, respectivamente, para FA.

- Pulsar el botón de carga de la consola del desfibrilador (se identifica con el número 2 y la leyenda "CARGA").
- Avisar de la descarga con la orden "todos fuera". Comprobar visualmente que nadie toca la cama o al paciente.
- Presionar el botón de descarga del desfibrilador, manteniéndolo hasta que se produzca el choque eléctrico.
- Tras la descarga, comprobar el pulso y el ritmo electrocardiográfico del paciente.
- Una vez **comprobado el paso a ritmo sinusal**, administrar antagonistas de la sedación con midazolam (**una ampolla** endovenosa de **flumazenilo**) para conseguir una apropiada dinámica respiratoria y normalizar el nivel de conciencia del paciente. Puede ser necesario administrar posteriormente una **infusión** de 3 ampollas más de flumazenilo en 100 ml a 30 ml/h.
- Obtener un **electrocardiograma completo de 12 derivaciones**. Informar al paciente, tras despertarle, de que la técnica ya se ha realizado y, en su caso, ha tenido éxito.
- Si tras la primera descarga persiste la arritmia inicial, aplicar hasta 2 descargas más de 150-200 J. La efectividad de la serie de 3 descargas de energía bifásica es superior al 98% en la casuística del Hospital San Pedro.

- Tras la cardioversión se debe trasladar al paciente a la sala de observación durante 2-3 h con vigilancia clínica y electrocardiográfica.

Si tras la descarga de cardioversión se produjese una fibrilación ventricular, el médico debe desconectar el sincronizador del monitor, seleccionar una energía de 150 Julios de energía bifásica y aplicar de inmediato una descarga de desfibrilación, continuando con reanimación cardiopulmonar según el resultado.

Si tras la descarga de cardioversión el paciente presenta una bradicardia extrema, debe activarse el marcapasos transcutáneo hasta conseguir captura, continuando con el resto de medidas de RCP según el resultado.

3.8 TRATAMIENTO ANTICOAGULANTE

El tratamiento anticoagulante en la fibrilación auricular depende del condicionante de la propia FA, si bien sea o no valvular (valvulopatía mitral o prótesis metálica):

- En la **FA valvular**: se anticoagula permanentemente con fármacos antivitamina K (AVK), en la dosis necesaria para mantener un INR entre 2,5 y 3,5.
- En la **FA no valvular**: se trata de la siguiente manera:
    - *Crisis de FA de menos de 48 horas de evolución*: si el paciente no está anticoagulado, se administra una heparina de bajo peso molecular (HBPM) en única dosis de 100 UI/Kg por vía subcutánea. Si la fibrilación auricular

revierte, se debe valorar la necesidad de tratamiento anticoagulante. Debe seguir con el tratamiento en caso de que el paciente ya estuviera anticoagulado.

- *Crisis de FA de más de 48 horas o de duración desconocida*: si el paciente no está anticoagulado, se anticoagula con AVK o con uno de los nuevos anticoagulantes orales (NACO), manteniendo un INR entre 2 y 3, durante 3 semanas antes y 4 semanas después de la cardioversión. Si la fibrilación auricular revierte, se instaura tratamiento crónico. Si el paciente está anticoagulado debe seguir con el mismo tratamiento sin precisar nada más.

- *Tratamiento crónico o de mantenimiento*: se inicia desde que se documenta la primera crisis de FA, valorando los factores de riesgo tromboembólico (escala **CHA2DS2-VASc** [ver tabla 4]) y hemorrágico (escala **HASBLED** [ver tabla 5]).

	Tabla 4. ESCALA CHA2DS2-VASc	
C	Insuficiencia cardiaca o FEVI disminuida	1 punto
H	Hipertensión arterial	1 punto
A2	Edad ≥ 75 años	2 puntos
D	Diabetes mellitus	1 punto
S2	*Stroke* (AIT/ACV/TEP)	2 puntos
V	Enfermedad vascular periférica	1 punto
A	Edad 65-74 años (no suma si > 75 años)	1 punto
S	Sexo femenino (solo suma si hay puntos previos)	1 punto
PUNTUACIÓN ≥ 2 iniciar ACO. 1: AAS o ACO (mejor aco). 0: AAS o nada (mejor nada)		

FEVI: Fracción de eyección ventrículo izquierdo; AIT: Accidente isquémico transitorio; ACV: Accidente cerebrovascular; TEP: Tromboembolismo pulmonar; ACO: Anticoagulación oral. AAS: Ácido acetilsalicílico

	Tabla 5. ESCALA HASBLED	
H	Hipertensión arterial	1 punto
A	Función renal: Diálisis, trasplante, creatinina > 2,5 mg/dl Función hepática: Cirrosis, bilirrubina > 2 veces valor normal, ALT/AST > 3 veces valor normal	1-2 puntos (1 cada uno)
S	*Stroke* (AIT/ACV/TEP)	1 punto
B	Sangrado oi predisposición: Diátesis, anemia	1 punto
L	INR lábil, tiempo en rango terapéutico < 60%	1 punto
E	≥ 65 años	1 punto
D	Fármacos: AAS, AINEs, alcohol	1-2 puntos (1 cada uno)
Si ≥ 3: Riesgo de sangrado elevado. Control estricto, pero no contraindica ACO		

ALT: *Alanina aminotransferasa; AST: Aspartato aminotransferasa; AIT: Accidente isquémico transitorio; ACV: Accidente cerebrovascular; TEP: Tromboembolismo pulmonar; ACO: Anticoagulación oral. AAS: Ácido acetilsalicilico; AINEs: Antiinflamatorios no esteroideos*

Los fármacos anticoagulantes utilizados son los siguientes:

- **Fármacos antivitamina K (AVK)**: indicados para la anticoagulación en la FA y el flutter valvulares y no valvulares. Se emplea *HBPM*, como enoxaparina en dosis de 1 mg/Kg/12 h, por vía subcutánea, durante las primeras 48 horas, asociada a un AVK, como acenocumarol *(Sintrom®)* en dosis de 3 mg/24 h. Al tercer día, se suspende la HBPM y se ajusta el acenocumarol.

- **Nuevos anticoagulantes orales**: indicados para la anticoagulación en la FA y flutter no valvulares:
  - *Dabigatrán (*anti-IIa, *Pradaxa®)*: en dosis de 110-150 mg/12 h. Contraindicado si el aclaramiento de creatinina es inferior a 30 ml/min.

- *Apixabán (anti-Xa, Eliquis®)*: en dosis de 2,5-5 mg/12 h. Contraindicado si el aclaramiento de creatinina es inferior a 15 ml/min.
- *Edoxabán (anti-Xa, Lixiana®)*: en dosis de 30-60 mg/24 h. Contraindicado si el aclaramiento de creatinina es inferior a 15 ml/min.
- *Rivaroxabán (anti-Xa, Xarelto®)*: en dosis de 15-20 mg/24 h. Contraindicado si el aclaramiento de creatinina es inferior a 15 ml/min.

El Dabigatrán, Apixabán y Rivaroxabán están contraindicados en hemorragia activa, insuficiencia hepática, aclaramiento de creatinina menor de 15 ml/min, úlcera activa, endocarditis, hipertensión severa mal controlada, ictus hemorrágico previo, TCE grave, cirugía del sistema nervioso central reciente, embarazo y lactancia, alteraciones de la hemostasia, toma de ketoconazol y otros azólicos, tracolimus y ciclosporina, ritonavir, dornedarona, amiodarona y verapamilo.

Las contraindicaciones para la anticoagulación (con acenocumarol o NACO) son:

- Pacientes no colaboradores no supervisados (deterioro cognitivo severo, alcoholismo, caídas frecuentes, etc.).
- Embarazo.
- Hemorragia aguda (hasta dos semanas).
- Pericarditis/endocarditis.
- HTA grave no controlada.
- Insuficiencia hepática o renal graves.

- Cirugía reciente sobre el SNC.
- Alteración severa de la hemostasia (plaquetas < 50.000, fibrinolíticos).

Los nuevos anticoagulantes orales (NACO) son al menos tan eficaz (incluso más en paciente de alto riesgo) como el acenocumarol en la reducción del riesgo tromboembólico de los pacientes con FA no valvular. Además, producen menos hemorragias cerebrales y su efecto no se ve interferido por los alimentos. Tampoco requieren controles analíticos de la coagulación y la anticoagulación se consigue desde la primera pastilla.

Por el contrario, su coste es más elevado que el del acenocumarol, aunque varios estudios concluyen que son más coste-efectivos. Su prescripción financiada por el Servicio Riojano de Salud, requiere la cumplimentación de un formulario por parte de algunos especialistas y debe autorizarse -visado- por la Administración.

3.9 CRITERIOS DE INGRESO

Por un lado puede requerirse el **ingreso hospitalario**, que estaría recomendado en las siguientes situaciones:

- En complicaciones de la FA, como angina grave, insuficiencia cardiaca o tromboembolismo arterial.
- En la falta de control de la respuesta ventricular de la FA a pesar del tratamiento en el Servicio de Urgencias durante 24 h.

- Si existe patología concomitante importante, como insuficiencia cardiaca, neumonía, descompensación diabética, hipertiroidismo, etc.

O bien, puede requerirse el **ingreso en la Unidad de Corta Estancia (UCE)**, siendo útil en pacientes con las siguientes características:

- <u>FA de más de 48 h de duración o duración desconocida</u> con respuesta ventricular rápida y estabilidad hemodinámica, a pesar del tratamiento en el Servicio de Urgencias, para control de la frecuencia cardiaca e iniciar profilaxis antitrombótica antes del alta hospitalaria.
- <u>FA de <48 h de evolución con estabilidad hemodinámica</u> con el objetivo de vigilar la aparición de efectos adversos derivados del tratamiento antiarrítmico instaurado (proarritmia, hipotensión, etc.), o bien, para ajustar el tratamiento más adecuado tras la cardioversión (diuréticos, IECA, etc.) previo a alta hospitalaria o el ingreso en Hospitalización a Domicilio (HAD).

3.10 MANEJO TRAS EL ALTA

Los pacientes atendidos en el Servicio de Urgencias por Fibrilación Auricular deben tener un seguimiento médico tras el alta hospitalaria. Aquellos con FA de reciente diagnóstico precisan:

- Una **evaluación cardiológica** en consultas externas para completar el diagnóstico (incluyendo ecocardiograma).

- Establecer el **tratamiento antiarrítmico y antitrombótico** (específicamente en candidatos a nuevos anticoagulantes orales)
- Indicar posibles cardioversiones eléctricas de forma diferida o alternativas terapéuticas no farmacológicas (ablación de venas pulmonares).

Por este motivo, al alta a los pacientes se les gestionará una cita para la consulta externa de Cardiología. Así como una cita para la consulta de anticoagulación para pautar dicho tratamiento (Consultas externas de Hematología).

Sin embargo, algunos pacientes (por ejemplo, ancianos con limitación previa de su movilidad) pueden recibir un seguimiento apropiado por su médico de Atención Primaria sin necesidad de valoración en las consultas externas de las especialidades hospitalarias.

4. REFERENCIAS

- Flaño Fernández C, Ochoa Gómez J. Recomendaciones para la asistencia en urgencias y UCE a los pacientes con fibrilación auricular [Internet]. Riojasalud; febrero 2017. Disponible en: *https://www.riojasalud.es/f/rs/docs/fibrilacion-auricular.pdf*
- Kirchhof P, Benussi S, Kotecha D, Ahlsson A, Atar D, Casadei B, et al. 2016 ESC Guidelines for the Management of Atrial Fibrillation Developed in Collaboration With EACTS. Rev Esp Cardiol (Engl Ed). 2017;70(1):50. doi: 10.1016/j.rec.2016.11.033.

- Méndez Rodríguez E, Rodríguez Alonso R, Tundidor Sanz E. Manejo de las arritmias más frecuentes. En: Vázquez Lima MJ, Casal Codesido JR, editores. Guía de Actuación en Urgencias. 5ª ed, 2ª reimpresión. España. Editorial médica panamericana; 2018:89-95.
- Miguel Gutiérrez A, Vargas Romero JC. Arritmias. En: Suárez Pita D, Vargas Romero JC, Salas Jarque J, Losada Galván I, de Miguel Campo B, Catalán Martín P, et al. Hospital Universitario 12 de Octubre. Manual de Diagnóstico y Terapéutica Médica. 8ª ed. Madrid: MSD;2016:319-353.
- Torres Murillo JM, Jiménez Murillo L, Torres Degayón E, Montero Pérez FJ, López Granados A, Ruiz Ortiz M. Fibrilarición y flúter auriculares. Arritmias auriculoventriculares y arritmias ventriculares. En: Jiménez Murillo L, Montero Pérez FJ. Medicina de Urgencias y Emergencias. Guía diagnóstica y protocolos de actuación. 6ª ed. Barcelona: Elsevier;2018:176-191.

CAPÍTULO 4
APORTACIÓN DE LOS PÉPTIDOS NATRIURÉTICOS EN EL ABORDAJE DE LA INSUFICIENCIA CARDIACA

Sara Fernández Landázuri, Tamara Navajas Jalón

1. INTRODUCCIÓN

Las enfermedades cardiovasculares suponen una importante causa de mortalidad en nuestro entorno, siendo en concreto la insuficiencia cardiaca (IC) una de las de mayor prevalencia, especialmente en la población de edad avanzada. Es por ello que se han hecho múltiples esfuerzos para desarrollar biomarcadores que aporten valor añadido en el diagnóstico, pronóstico y seguimiento de dicha patología.

El objetivo principal de este capítulo es proporcionar al lector información actualizada y útil de los biomarcadores bioquímicos empleados en el manejo de la IC, incluyendo las recomendaciones sobre su aplicación a la práctica clínica. Los objetivos específicos son los siguientes:

- Conocer las clasificaciones empleadas de IC.
- Estudiar la epidemiología de esta patología.
- Aprender las características estructurales de los péptidos natriuréticos (PN), la bioquímica relacionada, las

características fisiopatológicas y la forma de determinarlos en el laboratorio clínico.
- Conseguir la actualización de las recomendaciones vigentes de los PN en el abordaje de la IC.

2. INSUFICIENCIA CARDIACA

2.1 DEFINICIÓN Y CLASIFICACIÓN

La IC es una patología definida por una anomalía estructural o funcional del corazón que condiciona un fallo en el aporte del oxígeno necesario a los tejidos. Se trata de un síndrome clínico caracterizado por síntomas típicos como son la disnea, la hinchazón de tobillos y la fatiga entre otros, junto con signos como la elevación de la presión venosa yugular, crepitantes pulmonares y/o la presencia de edema periférico.

La IC puede clasificarse atendiendo a diferentes criterios. Una de las clasificaciones más generalizadas se establece en función de la fracción de eyección del ventrículo izquierdo (FEVI). Las Guías Clínicas de la Sociedad Europea de Cardiología (ESC) clasifican la IC en tres categorías:

- IC con fracción de eyección reducida (FEVI<40%). Aquella que cursa con problemas de contractilidad y cumple las siguientes condiciones: presencia de síntomas típicos y/o signos típicos de IC junto con una fracción de eyección del ventrículo izquierdo reducida.
- IC con fracción de eyección preservada o conservada (FEVI≥50%). Cursando con la presencia de síntomas típicos

y/o signos típicos de IC, pero en este caso la fracción de eyección es normal o ligeramente reducida. En este caso aparece la presencia de enfermedad cardiaca estructural (hipertrofia del ventrículo izquierdo o dilatación de la aurícula izquierda) y/o disfunción diastólica del ventrículo izquierdo.

- <u>IC con fracción de eyección media (FEVi 40-49%).</u> Una de las novedades de la última guía clínica de la ESC es establecer esta zona gris con FEVI comprendidas entre 40-49%.

Las Guías Clínica de la ESC introducen la determinación de los PN en la propia clasificación de la patología considerando necesario la elevación de los PN en IC con fracción de eyección conservada o media. Esta clasificación no está libre de dificultades, ya que su estimación depende de la técnica empleada, del método de cálculo y del observador. Existen otras formas de estratificar la IC, como es en función de la estructura anatómica predominantemente afectada (IC derecha o IC izquierda), la repercusión sobre el territorio arterial o venoso periférico (retrógrada o anterógrada), así como en función del gasto cardiaco (IC con bajo gasto o con gasto elevado).

Una diferencia importante en la definición de la IC se establece en función del tiempo de evolución de la enfermedad, por lo que se define la *IC de novo* como aquella que debuta con un primer episodio de insuficiencia cardiaca sintomática, y la *IC crónica* (ICC) como aquella en la que los pacientes permanecen de manera crónica con síntomas derivados de su disfunción cardiaca. La ICC se denomina estable cuando estos síntomas no se modifican en el tiempo, mientras que la ICC descompensada se establece cuando hay un empeoramiento de la sintomatología de base.

Otra de las clasificaciones más empleada en el mundo de la cardiología es la guía de práctica clínica del *American College of Cardiology Foundation* y *American Heart Association* del 2013 que establecen una comparación entre los estadios de enfermedad y la clasificación funcional de la *New York Heart Association (NYHA)*.

2.2 EPIDEMIOLOGÍA

Se estima que la prevalencia de IC en adultos de países desarrollados es del 1-3%, habiendo unos 23 millones de personas afectas en el mundo. La prevalencia de la IC aumenta con la edad. La tasa de IC en la población de menos de 50 años es inferior al 1%, mientras que en población de más de 75 años se incrementa al 8%.

La IC supone la primera causa de hospitalización en la población de más de 65 años, suponiendo entre el 3-5% de todos los ingresos hospitalarios y siendo responsable de hasta el 1,5-2% del gasto sanitario.

Las enfermedades del sistema circulatorio suponen la primera causa de mortalidad en países desarrollados. En nuestro país, los últimos datos publicados en 2017 por el Instituto Nacional de Epidemiología cifran en 122.466 las defunciones a causa de enfermedades del sistema circulatorio, superando incluso a las 113.266 defunciones a causa de tumores. Dentro de las enfermedades del sistema circulatorio, la IC, con

19.165 defunciones, supone la tercera causa de mortalidad después de la cardiopatía isquémica y las enfermedades cerebrovasculares.

En definitiva, estamos ante una patología muy prevalente, con una elevada morbimortalidad y un elevado coste económico para el sistema sanitario.

3. PÉPTIDOS NATRIURÉTICOS

Son importantes los esfuerzos encaminados a buscar y establecer en la clínica biomarcadores que ayuden a estratificar la patología, como son los PN.

Los PN no son marcadores cardiacos recientes, dado que ya se evidenció su utilización hace más de 20 años, y en 2001 se publicó la primera guía donde se estableció la utilidad de estos biomarcadores en el descarte de la IC. Desde ese momento comenzaron a realizarse estudios y establecerse la importancia de determinar estos péptidos en el abordaje de la patología cardíaca. No obstante, es cierto que la principal novedad la introdujeron las últimas guía europeas y americanas donde se incluye como criterio diagnóstico la elevación de los PN en la propia definición de IC con un nivel máximo de evidencia.

3.1 ESTRUCTURA Y FISIOLOGÍA

Existen tres PN con actividad fisiológica: ANP, BNP y CNP. También el proBNP, precursor del BNP, tiene actividad residual, siendo de 6 a 8 veces inferior al BNP. Estos péptidos comparten una estructura común que incluye un anillo de 17 aminoácidos, en los cuales 6 de ellos se mantienen en toda la familia de PN. Este anillo contiene un puente disulfuro que es esencial para la interacción con su receptor.

EL ANP se sintetiza en la aurícula y ventrículo y su vida media es de 3 a 5 minutos, mientras que el BNP se libera en el ventrículo y cerebro y es más estable en el tiempo (20 minutos). El CNP, con una vida media de 3 a 6 minutos, se libera en células del endotelio vascular y actúa como una hormona paracrina con acciones vasodilatadoras a altas concentraciones.

La síntesis de PN está estimulada por un aumento de la tensión mecánica sobre el cardiomiocito. Esta tensión puede ser debida al estiramiento de las fibras, la hipoxia, la isquemia o la liberación de sustancias vasoconstrictoras como son la endotelina-1 o la angiotensina II.

Los PN se sintetizan a partir de propéptidos que se escinden a sus formas activas "ANP" y "BNP" y su correspondiente fragmento aminoterminal. Debido a la mayor estabilidad de los péptidos de la familia B nos centraremos en ellos, aunque es extrapolable al resto (ANP y CNP). El Pre-proBNP escinde un péptido señal y da lugar al proBNP de 108 aminoácidos, el cual se procesa a BNP (32 aminoácidos) y el NT-proBNP (76 aminoácidos que carece de actividad biológica) por la acción de diversas proteasas, como la furina o corina (Figura 1). Así mismo, existen formas glicosiladas y formas truncadas de los PN producidas por la acción de proteasas específicas. La formas glicosiladas pueden impedir la síntesis del BNP, y provocar interferencias analíticas con los métodos de medición en el laboratorio.

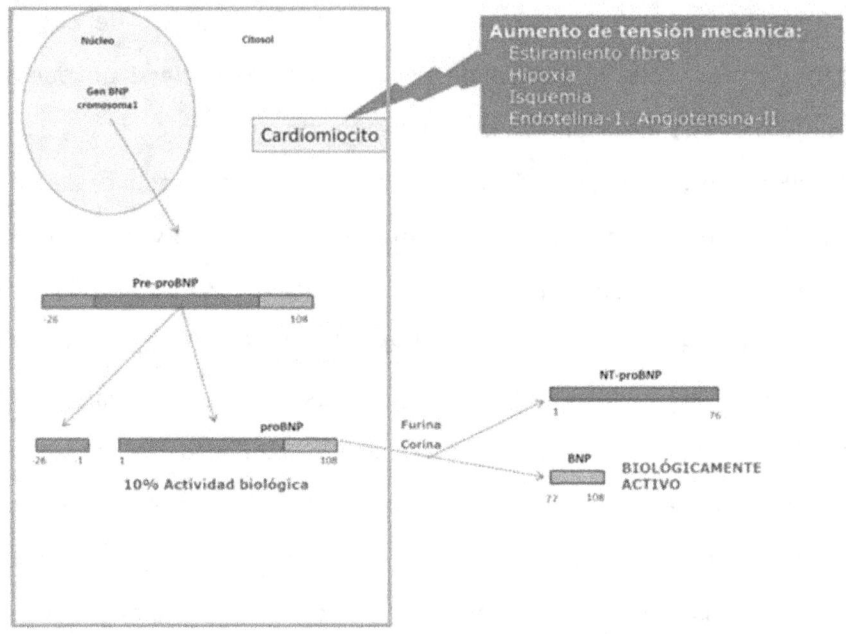

Figura 1: *Síntesis de los péptidos natriuréticos*

La fracción aminoterminal, NT-proBNP, no tiene actividad biológica y su eliminación es vía renal. La forma activa (BNP) se une al receptor natriurético A que está distribuido por los tejidos. Esta unión estimula la producción de GMPc y provoca las siguientes acciones: 1) Reducir la resistencia vascular periférica; 2) incrementar la natriuresis y diuresis; y 3) Disminuir la fibrosis e hipertrofia. Es decir, los PN presentan una serie de acciones cardioprotectoras, contrarrestando la acción vasoconstrictora del Sistema Renina-Angiotensina-Aldosterona.

El aclaramiento de los PN se produce a través del receptor C del endotelio, causando la inactivación de los péptidos. Por otro lado, se pueden inactivar por la acción de la neprilisina, que es una endopeptidasa neutral de membrana presente en los riñones y el lecho vascular, que actúa abriendo la estructura en anillo existente en BNP, proBNP y Pre-proBNP. El desarrollo de dianas terapéuticas frente a esta enzima ha provocado un nuevo enfoque en la terapia del paciente, mejorando el pronóstico de los pacientes con IC reducida. Por lo que en condiciones de homeostasis el aclaramiento del BNP se produce a través de la unión al receptor de tipo C y en situaciones de sobrecarga de presión o de volumen predomina el aclaramiento a través de la vía de la neprilisina.

3.2 DETERMINACIÓN ANALÍTICA

La mayoría de las plataformas de análisis de PN han desarrollado tecnologías para determinar los de la familia B por la mayor estabilidad de los mismos, por lo que en este capítulo nos centramos en el BNP y NT-proBNP. NT-proBNP posee una vida media superior a la de BNP (70 y 20 minutos respectivamente), razón por la cual NT-proBNP es la prueba escogida por la mayoría de los laboratorios clínicos.

En el mercado existen tanto pruebas bioquímicas en sistemas automatizados, como en sistemas de *point-of-care*. Además, cada casa comercial ha desarrollado inmunoensayos de diagnóstico in vitro empleando diferentes anticuerpos de captura y detección. Estas condiciones hacen que sea necesaria la monitorización temporal de los pacientes con el mismo tipo de ensayo. Se han descrito reacciones cruzadas con el proBNP en algunos de los ensayos para la determinación del NT-proBNP. Otro inconveniente añadido de estos biomarcadores es que no existe material de referencia trazable, lo cual impide la estandarización entre los diferentes métodos de medida.

Las características más destacables de estas determinaciones son las siguientes:

- Imprecisión de los métodos de medida entre el 10-15%. Sin embargo, las últimas recomendaciones de la International Federation of Clinical Chemistry and Laboratory Medicine (IFCC) determinan que la impresión analítica para esta determinación debería ser inferior al 10%.
- Buena linealidad de la técnica. De hecho los métodos para el NT-proBNP presentan linealidad hasta concentraciones de 35.000 ng/L.
- Los resultados se deben expresar en concentración de masa (ng/L o pg/mL).
- Alta variabilidad biológica (50% para BNP y 25% para NTproBNP) y alto valor de referencia del cambio (90% para BNP y 98% para NTproBNP)
- Tipo de muestra. Los resultados obtenidos en muestras de suero o plasma-heparina son extrapolables. Los resultados de plasma-EDTA son inferiores (5-10 % respecto a suero o plasma heparinizado). No está recomendado emplear plasma citrado. Los sistemas de *point-of-care* emplean sangre total en tubo heparinizado.

- La estabilidad del NTproBNP es mayor a la del BNP a temperatura ambiente (7 días frente a 24 horas), y varios meses congelado a -20 °C.

Es importante señalar que debido a la elevada variabilidad biológica y el elevado valor de referencia del cambio no está justificada la monitorización de este biomarcador con una frecuencia inferior a 5-7 días.

Los valores de PN aumentan con la edad, especialmente en mujeres. La influencia de la edad parece relacionarse con el deterioro renal; y en cuanto al sexo se relacionada con los andrógenos, los cuales tienen un efecto en la supresión de la síntesis de péptidos natriuréticos. A pesar de que las guías internacionales recomiendan utilizar valores de referencia ajustados por edad y sexo, no en todos los centros se usan. Adicionalmente, los niveles de BNP en pacientes con sobrepeso son inferiores que en individuos normopeso lo que sugiere que la sensibilidad puede ser inferior para detectar la disfunción cardiaca en pacientes obesos.

Otros aspectos a valorar son el ejercicio físico o el tratamiento farmacológico. En términos generales, el ejercicio físico aumenta los niveles de NT-ProBNP por lo que deberían obtenerse las muestras tras un periodo de descanso y en posición erguida.

Tanto BNP como pro-BNP son detectables en orina, pero la interpretación es compleja puesto que las células tubulares también producen BNP, por lo que no se suele emplear en la práctica clínica.

3.3 FISIOPATOLOGÍA

Existen numerosas causas cardiovasculares y no cardiovasculares que provoca la elevación de los péptidos natriurético (Tabla 1). Entre las no cardiacas destaca la insuficiencia renal y la sepsis, si bien es cierto que se debe tener en cuenta cualquier patología que produzca un aumento del volumen o sobrecarga cardiaca que estimule la producción de estos péptidos.

Tabla 1. ELEVACIÓN DE LA CONCENTRACIÓN DE PÉPTIDOS NATRIURÉTICOS	
PATOLOGÍA CARDIACA	PATOLOGÍA NO CARDIACA
- Insuficiencia cardiaca	- Accidente cerebrovascular isquémico
- Síndrome coronario agudo	- Hemorragia subaracnoide
- Embolismo pulmonar	- Disfunción renal
- Miocarditis	- Disfunción hepática
- Hipertrofia ventricular izquierda	- Síndrome paraneoplásico
- Cardiomiopatía hipertrófica o restrictiva	- Enfermedad pulmonar obstructiva crónica (EPOC)
- Cardiopatía congénita	- Infecciones severas (sepsis, neumonía)
- Arritmias auricular y ventricular	- Quemaduras severas
- Cirugías cardiacas	- Anemia
- Hipertensión pulmonar	- Alteraciones metabólicas y hormonales severas (tirotoxicosis, cetosis diabética).
- Cardioversión	

4. GUÍAS CLÍNICAS Y RECOMENDACIONES DE EXPERTOS

Los PN llevan empleándose durante bastantes años; sin embargo, no es una determinación implantada en todos los laboratorios de urgencias de nuestro país. Son varias las razones que han dificultado su implementación en la práctica clínica, como son la falta de formación en el manejo de estos biomarcadores o el elevado coste de la determinación analítica. No obstante, la última guía europea (*2016 ESC Guidelines for the diagnosis and treatment of acute and chronic heart failure. European Journal of Heart Failure*) marca las directrices necesarias para saber a qué pacientes se les debe solicitar, cuándo y para qué.

En nuestro país, en el 2016 se publicó el *"Documento consenso y de recomendaciones para el uso de los péptidos natriuréticos en la práctica clínica"*, elaborado por cuatro sociedades científicas, las cuales guardar total coherencia con las guías europeas publicadas meses después.

Las recomendaciones marcan diferentes escenarios en función del momento en el que se encuentre el paciente, es decir, en el diagnóstico, pronóstico o seguimiento. Así mismo, establecen diferencias en función de si se trata de pacientes atendidos en servicios de urgencias o aquellos atendidos a nivel de ambulatorio.

4.1 DIAGNÓSTICO

Las recomendaciones establecen con un nivel elevado de evidencia que se debe determinar el PN en todos los pacientes que acuden a urgencias con disnea y con una sospecha de *IC de novo*. Los valores que ayudan a tomar una decisión clínica son los que aparecen en la figura 2. El alto valor predictivo negativo de esta determinación hace que se pueda descartar la IC como la causa que provoca disnea en el paciente atendido en urgencias cuando los valores son inferiores a 300 pg/mL en el caso del NT-proBNP o menores a 100 pg/mL en el caso del BNP. No obstante, valores de BNP superiores a 400 pg/mL muestran que el paciente tiene una elevada probabilidad de padecer IC. En el caso del NT-proBNP se recomienda realizar ajuste de los valores por edad (Figura 2).

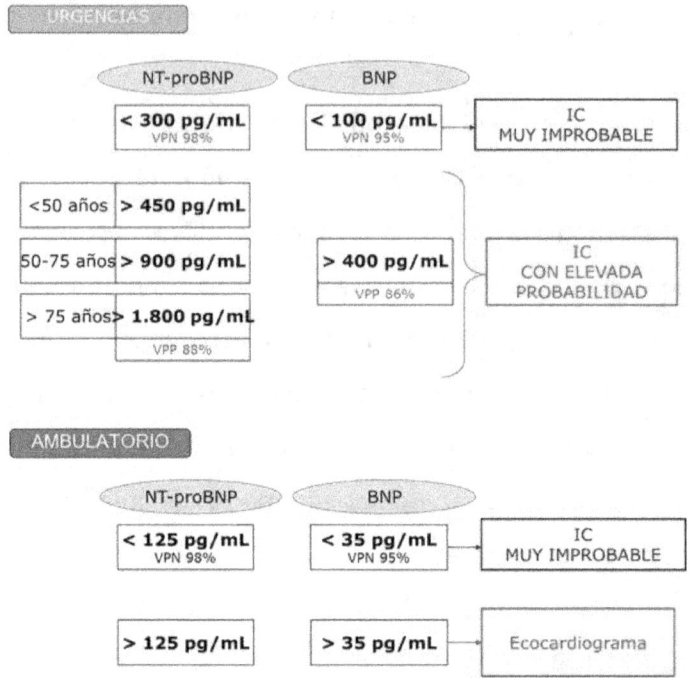

Figura 2: *Valores de decisión clínica en el diagnóstico de insuficiencia cardiaca Esquema terapéutico. IC: Insuficiencia cardiaca; VPN: Valor predictivo negativo; VPP: Valor predictivo positivo*

En el caso de pacientes ambulatorios, la solicitud de los PN no está recomendada de forma rutinaria o de cribado en todos los pacientes, sino que se realizará en aquellas circunstancias que el clínico tenga alto grado de sospecha de la patología del paciente tras la valoración clínica y cuando la realización del ecocardiograma no esté disponible antes de 7 días. Para ello es necesario que el laboratorio clínico pueda informar el resultado del PN antes de 48 horas. La gran utilidad de estos biomarcadores se basa en descartar la patología con el fin de evitar la realización del ecocardiograma, que es una prueba más costosa. Por lo que valores de BNP por debajo de 35 pg/mL y NT-proBNP inferiores a 125 pg/mL permiten descarta la patología; mientras que valores superiores a esas cifras requieren la realización del ecocardiograma para tomar una decisión clínica (Figura 2).

4.2 PRONÓSTICO, SEGUIMIENTO Y MONITORIZACIÓN DEL TRATAMIENTO

Las recomendaciones orientan a poder emplear las cifras de NT-proBNP en el pronóstico y seguimiento de los pacientes. En pacientes atendidos en urgencias, cifras de NT-proBNP por encima de 5.000 pg/mL indican un peor pronóstico y pueden requerir el ingreso hospitalario, o incluso ser controlados por unidades especiales. Está recomendada su utilización para ajustar la terapia diurética o apoyar el alta del paciente, siendo un objetivo la reducción del 30% de su valor inicial o basal.

En cuanto al paciente ambulatorio, cifras de NT-proBNP por encima de 1.000 pg/mL apoyan la decisión de derivar al paciente a consultas especializadas, a servicios de urgencia, o incluso requerir la hospitalización.

El objetivo del tratamiento farmacológico se centra en mejorar la calidad de vida de estos pacientes, así como evitar las descompensaciones. La base del tratamiento de estos pacientes se cimienta en el empleo de los inhibidores de la enzima convertidora de angiotensina (IECA), los antagonistas del receptor de angiotensina II (ARA-II), beta-bloqueantes o diuréticos.

Actualmente se cuenta con la comercialización de nuevos fármacos que inhiben a la neprilisina, la enzima encargada de degradar los PN, a emplear junto con valsartán (ARA-II). Se han realizado varios ensayos clínicos para evaluar la efectividad de estos fármacos. El ensayo doble ciego PARADIGM-HF es uno de los más relevantes, donde se aleatorizaron 8.442 pacientes con IC criterios funcionales NYHA II-IV y una fracción de eyección igual o inferior al 40%. Los resultados concluyeron que el LCZ696 fue superior al enalapril en la reducción del riesgo de muerte y de hospitalización por IC.

5. CONCLUSIONES

La IC es una patología que conlleva una alta morbimortalidad y como consecuencia el consumo de una gran cantidad de recursos económicos del sistema sanitario.

Los PN son biomarcadores empleados en el diagnóstico, pronóstico y seguimiento de la IC. No obstante, los resultados deben ser interpretados en el contexto fisiopatológico de los pacientes, sin obviar la alta variabilidad analítica y biológica de estos parámetros bioquímicos.

El laboratorio clínico debe escoger el PN que mejor se adapte a las características intrínsecas del centro, así como conocer las especificaciones y limitaciones de la determinación analítica. Es necesario que las casas comerciales mejoren la precisión de sus ensayos y se desarrolle material de referencia trazable que permita una optimización del manejo clínico.

6. REFERENCIAS

- Bayés A, Ordoñéz J, Santoló M. El laboratorio en la patología cardiovascular: Síndrome Coronario Agudo e Insuficiencia Cardíaca. Roche Diagnostics.2014;1-139.
- Dargad RR, Prajapati MR, Dargad RR, Parekh JD. Sacubitril/valsartan: A novel angiotensin receptor-neprilysin inhibitor. Indian Heart J. 2018;70 Suppl 1:S102-S110. doi: 10.1016/j.ihj.2018.01.002.
- Kavsak PA, Lam CSP, Saenger AK, Jaffe AS, Collinson P, Pulkki K, et al. Educational Recommendations on Selected Analytical and Clinical Aspects of Natriuretic Peptides with a Focus on Heart Failure: A Report from the IFCC Committee on Clinical Applications of Cardiac Bio-Markers. Clin Chem. 2019;65(10):1221-1227. doi: 10.1373/clinchem.2019.306621.
- McMurray JJ, Adamopoulos S, Anker SD, Auricchio A, Böhm M, Dickstein K, et al. ESC guidelines for the diagnosis and treatment of acute and chronic heart failure 2012: The Task Force for the Diagnosis and Treatment of Acute and Chronic Heart Failure 2012 of the European Society of Cardiology. Developed in collaboration with the Heart Failure Association (HFA) of the

ESC. Eur J Heart Fail. 2012;14(8):803-869. doi: 10.1093/eurjhf/hfs105.

- Pascual-Figal DA, Casademont J, Lobos JM, Piñera P, Bayés-Genis A, Ordóñez-Llanos J, et al. Consensus document and recommendations on the use of natriuretic peptides in clinical practice. Rev Clin Esp. 2016;216(6):313-322. doi: 10.1016/j.rce.2016.02.008.

- Ponikowski P, Voors AA, Anker SD, Bueno H, Cleland JGF, Coats AJS, et al. 2016 ESC Guidelines for the Diagnosis and Treatment of Acute and Chronic Heart Failure. Rev Esp Cardiol (Engl Ed). 2016;69(12):1167. doi: 10.1016/j.rec.2016.11.005.

- Vasile VC, Jaffe AS. Natriuretic Peptides and Analytical Barriers. Clin Chem. 2017;63(1):50-58. doi: 10.1373/clinchem.2016.254714.

CAPÍTULO 5
NEUMONÍA ADQUIRIDA EN LA COMUNIDAD

Leire Arruza Barea, Beatriz Dendariena Borque, Irene Moreno Ochoa, Rosana Soriano Barrón

1. INTRODUCCIÓN

La neumonía adquirida en la comunidad (NAC) se trata de una lesión inflamatoria del parénquima pulmonar causada por la llegada de microorganismos a la vía área distal, que se produce en personas inmunocompetentes y que no han estado ingresadas en una institución. El diagnóstico se realiza ante todo paciente con clínica infecciosa aguda compatible y una prueba de imagen que confirma la lesión, principalmente una radiografía de tórax.

La incidencia varía según la situación geográfica y la época estacional pero suele oscilar entre 2-15 casos/1000 habitantes al año. En personas fumadoras, con comorbilidades, inmunodeprimidos, mayores de 65 años, menores de 5 y con hábito enólico la incidencia aumenta hasta los 25-35 casos/1000 habitantes.

Cabe destacar que la NAC es el origen de la mayoría de sepsis y shocks sépticos diagnosticados en los servicios de urgencias hospitalarios y supone la principal causa de muerte infecciosa en los países desarrollados así como la principal causa infecciosa de ingreso en la unidad de cuidados intensivos (UCI).

Posee una mortalidad global del 10-14% según edad y factores de riesgo asociados de tal manera que en pacientes jóvenes libres de comorbilidad el porcentaje se encuentra alrededor del 1%, mientras que en aquellos ingresados en UCI se sitúa entre el 25-50%.

2. CASO CLÍNICO

Paciente varón de 47 años sin alergias medicamentosas, ni factores de riesgo cardiovascular ni antecedentes personales de interés a excepción de un trastorno depresivo recurrente en tratamiento con Sertralina 100 mg al día y Risperidona 1 mg al día. Acude a Urgencias por malestar general, sensación febril no termometrada, tos seca, disnea y pérdida de apetito desde hace 5 días. No refiere náuseas, vómitos ni alteración del ritmo deposicional. Ha tomado paracetamol 1g cada 8horas y un antitusivo. A la exploración está normotenso (107/66 mmHg), algo taquicárdico (100 lpm), febril (38,6 °C) y con una saturación de oxígeno en el límite de la normalidad (93%). Está bien perfundido, hidratado y eupneico. La auscultación cardiaca es rítmica sin soplos audibles. La auscultación pulmonar objetiva una hipoventilación en base izquierda sin otros ruidos sobreañadidos. El resto de la exploración física no presentaba datos reseñables.

En cuanto a las pruebas complementarias: en la analítica sanguínea presenta una función renal normal, un ionograma normal, una troponina T ultrasensible de 20,2, una coagulación normal y leucocitosis (10.100) con fórmula leucocitaria normal y proteína C reactiva de 170; la procalcitonina fue normal.

El electrocardiograma muestra un ritmo sinusal a unos 84 latidos por minuto, sin alteraciones de la repolarización. La radiografía de tórax muestra una condensación a nivel de lóbulo inferior izquierdo que confirma la presencia de una neumonía adquirida en la comunidad iniciándose antibioterapia empírica con Levofloxacino 500 mg al día.

El paciente permaneció hemodinámicamente estable durante su estancia en el servicio de Urgencias y se decidió ingreso en la Unidad de Corta Estancia (UCE) para vigilar evolución.

Una vez en la UCE se solicita antigenuria que es positiva para *Streptoccocus pneumoniae* por lo que se modifica la pauta antibiótica a Ceftriaxona 2 g cada 24 horas y Azitromicina 500 mg cada 24 h. Durante su estancia en la unidad permanece afebril con mejoría progresiva y desaparición de la sintomatología. En la analítica de control se objetiva mejoría de los parámetros infecciosos: descenso de la proteína C reactiva a 103 y la radiografía de tórax de control no muestra complicaciones por lo que se decide alta a domicilio continuando antibioterapia con Cefditoreno 400 mg cada 12 horas durante 10 días más y Azitromicina 500 mg durante 2 días más.

3. DISCUSIÓN

3.1 DIAGNÓSTICO

El diagnóstico de NAC se basa en la presencia de clínica respiratoria infecciosa aguda junto con la aparición de un infiltrado pulmonar en la radiografía de tórax no explicable por otras causas. Se valorará el estado general del paciente, su nivel de conciencia y se comprobará si existen datos de sepsis.

Es importante reflejar las constantes vitales (presión arterial, frecuencia cardíaca, frecuencia respiratoria, temperatura y saturación de O_2). Se deben buscar signos de gravedad y anotar la existencia de disnea, taquipnea, cianosis, uso de musculatura accesoria, respiración paradójica y edemas.

La anamnesis es una parte clave en el diagnóstico de NAC ya que permitirá conocer condiciones epidemiológicas o clínicas relacionadas con patógenos específicos y así clasificar al paciente en función de sus factores pronósticos, de riesgo y enfermedades asociadas de base. Se recomienda hacer especial hincapié en edad, situación basal, tratamientos antibióticos recientes, enfermedades asociadas, fiebre, tos, expectoración, dolor pleurítico, sospecha de aspiración y comorbilidad que precise tratamiento teniendo en cuenta los fármacos que toma en ese momento el paciente.

En relación a las manifestaciones clínicas del cuadro, suelen considerarse dos síndromes en función de la presentación clínico-radiológica. Esta diferenciación entre neumonías típicas y atípicas no siempre es clínicamente evidente y su utilidad se reduce a adultos jóvenes sin enfermedades asociadas. En los ancianos la presentación puede ser muy inespecífica, sin fiebre (ya que muchos precisan de base medicación analgésica o antiinflamatoria), suele faltar la expectoración e incluso la tos puede ser escasa. En ellos la infección puede manifestarse en forma de deterioro cognitivo, incontinencia de esfínteres o descompensación de su enfermedad de base. La tabla 1 muestra estas diferencias.

Tabla 1. SÍNDROMES EN FUNCIÓN DE LA FORMA DE PRESENTACIÓN CLÍNICO-RADIOLÓGICA	
Síndrome típico	Presentación aguda Fiebre alta (≥ 38 °C) con escalofríos Tos productiva con expectoración purulenta (herrumbrosa) Dolor pleurítico Auscultación: Crepitantes y/o soplo tubárico Radiografía de tórax con condensación bien delimitada y homogénea con broncograma aéreo. Etiología más frecuente: *S. pneumoniae*, *H. influenzae*, *M. catarrhalis*
Síndrome atípico	Inicio subagudo o insidioso Predominio de los síntomas extrapulmonares (sobretodo de inicio): fiebre variable, artromialgias, cefalea, alteración de la consciencia, vómitos o diarrea, tos seca o escasamente productiva Radiología: Variable, desde afectación multifocal a patrones intersticiales Puede acmopañarse de otros hallazcos como hiponatremia, hipofosfatemia o hematuria (especialmente *Legionella spp.*)

Aunque no son específicos de la NAC neumocócica, cuando se presentan dos o más de los siguientes criterios la posibilidad de que el agente causal sea *S. pneumoniae* aumentan: fiebre de inicio súbito y escalofríos, dolor pleurítico, expectoración purulenta, herpes labial, soplo tubárico, consolidación con broncograma aéreo en la radiografía de tórax, leucocitosis (> 10.000/mm^3) o leucopenia (< 4.000/mm^3).

Asimismo, concentraciones de procalcitonina (PCT) y PCR elevadas se asocian a infección por neumococo. En concreto, PCR es mejor marcador para predecir neumonía que PCT y una falta de reducción de la PCR (< 50% al 4º día, 25% al 2º día) se asocia a neumonía complicada y aumento de la mortalidad.

Las exploraciones diagnósticas a realizar en un paciente con sospecha o confirmación de NAC dependen de la gravedad estimada y por tanto, de si el manejo va a ser ambulatorio u hospitalario. En el caso de una NAC sin complicaciones, en un paciente estable que se va a tratar ambulatoriamente sería suficiente con la radiografía de tórax. A todos los pacientes que ingresen y/o cumplan criterios de sepsis hay que solicitar pruebas de laboratorio para llegar a un diagnóstico microbiológico mediante cultivo y Gram de esputo, hemocultivos y antígenos de neumococo y legionella en orina. Si existe derrame pleural signiticativo habrá que realizar toracocentesis solicitando estudio en el líquido de pH, bioquímica, células, Gram y cultivo.

3.2 ESCALAS PRONÓSTICAS

La valoración de la gravedad es una herramienta imprescindible para estimar tanto la intensidad de tratamiento que necesita el paciente, como la decisión de destino adecuado (alta, ingreso en observación-UCE, planta o UCI).

Las escalas pronósticas que se utilizan para valorar a los pacientes con NAC son dos, CURB65 y FINE o PSI (pneumonia severity index) y tienen como objetivo determinar con seguridad que pacientes pueden ser tratados en su domicilio. Se ha demostrado que poseen una capacidad similar para reconocer a los pacientes con riesgo de fallecer a los 30 días.

El *Pneumonia Severity Index* (PSI) o índice de severidad de la neumonía combina 20 variables demográficas, de morbilidad, hallazgos exploratorios, de laboratorio y radiológicos definiendo 5 clases de riesgo en relación con la mortalidad a los 30 días. En función de la clase de riesgo asignada, recomienda tratamiento ambulatorio en los grupos I–II, observación en el SUH o en la UCE en la clase III, e ingreso hospitalario en las clases IV-V. El PSI identifica bien el bajo riesgo de mortalidad en las clases I-III y nos ayuda a decidir "el alta", pero puede infraestimar la gravedad, sobre todo en jóvenes con hipoxia. De ahí que surgiera la actualización de "Escala de Fine o PSI modificado (PSIm)", que indica el ingreso de los pacientes de bajo riesgo (I-III) que presentan insuficiencia respiratoria (PaO_2 <60 mmHg) o concentraciones de PCT > 1 ng/ml. De esta forma, se salvan la mayoría de las limitaciones y debilidades de la escala PSI.

La escala CURB-65, acrónimo de confusión, urea > 44 mg/dl, FR ≥30 rpm, PAS < 90 mmHg o PAD ≤ 60 mmHg y edad ≥ 65 años, definiendo 6 grupos de riesgo. Detecta mejor a los pacientes de alto riesgo que deberían ser ingresados, pero también presenta grandes limitaciones, entre las que se encuentran el poder sobreestimar e indicar el ingreso en muchos de los mayores de 65 años por el criterio de la edad, que no debe ser único indicador del ingreso en la actualidad, y tampoco valora la saturación de oxígeno o la PaO_2.

En Atención Primaria se recomienda la escala CRB-65, acrónimo de confusión, FR ≥ 30 rpm, PAS < 90 mmHg o PAD ≤ 60 mmHg y edad ≥ 65 años, de forma que se indicaría el ingreso (por tanto la derivación hospitalaria) con ≥ 2 criterios. En los casos con CURB-65 =1 se debería valorar de forma individual y tener en cuenta la existencia de criterios de ingreso o derivación al servicio de urgencias que se exponen en la Tabla 2.

Tabla 2. CRITERIOS A CONSIDERAR PARA DERIVACIÓN HOSPITALARIA DE PACIENTE CON NAC
Saturación de oxígeno por pulsioximetría < 93%
Signos clínicos independientes de NAC grave o de alarma: - PAS ≤ 90 mmHg o PAM < 60 mmHg   - Frecuencia cardiaca ≥ 120 lpm   - Frecuencia respiratoria ≥ 26 rpm
Valoración individual de alto riesgo de morbilidad: - Ante la presencia de CRB-65 ≥ 2 (valorar individualmente CRB = 1)   - Exixtencia de criterios de sepsis
Descompensación de enfermedades de base
Pacientes inmunodeprimidos
Pacientes con factores de riesgo para patógenos resistentes
Sospecha de NAC por aspiración
Sospecha de neumonía nosocomial
Intolerancia oral
Tratamiento domiciliario de difícil cumplimiento
Complicaciones radiológicas (afectación bilobar, bilateral, derrame pleural, cavitación, etc.)
Falta de respuesta al tratamiento (tras 72 h)

NAC: Neumonía adquirida en la comunidad; PAS: Presión arterial sistólica; PAM: Presión arterial media

3.3 TRATAMIENTO

3.3.1 Tratamiento ambulatorio

El 70-80% de los casos de NAC se puede tratar a nivel ambulatorio. En todos los casos de NAC en adulto se recomienda iniciar el tratamiento con ATB tan pronto como sea posible. El tratamiento se realiza de forma empírica cubriendo adecuadamente los microorganismos más frecuentes.

El tratamiento dependerá de la edad del paciente, sus comorbilidades y del riesgo que presente de infección por enterobacterias gram negativas, *H. influenzae* y *Legionella*. Presentarán mayor riesgo de infección por *H. influenzae* los pacientes fumadores, EPOC o con comorbilidad cardiorrespiratoria crónica. Por otro lado, los pacientes de edad avanzada ($\geq$ 75 años), institucionalizados, inmunosuprimidos (incluyendo corticoterapia oral crónica), expuestos frecuente o recientemente a antibioterapia de amplio espectro o los que presenten multicomorbilidades crónicas (principalmente cardiorrespiratoria, renal, hepática y diabetes) tendrán más riesgo de infección por enterobacterias gram negativas. Por último, los pacientes con comorbilidad importante, incluída inmunosupresión (quimioterapia, corticoterapia oral) y enfermedad tumoral maligna activa tendrán mayor riesgo de infección por legonella.

En aquellos pacientes menores de 65 años, sin morbilidad crónica importante ni riesgo aumentado de infección por gram negativos ni *Legionella* el tratamiento de elección será la amoxicilina 1g/8 h 5-7 días. Cuando la edad del paciente sea igual o mayor a 65 años, presente multimorbilidad crónica u otros factores de riesgo de etiología por gram negativos el tratamiento de elección será amoxicilina-ácido clavulánico 875/125 mg/8 h 5-7 días o amoxicilina-ácido clavulánico 2 g/125 mg/12 h 5-7 días.

La table 3 indica el tratamiento ambulatorio.

Tabla 3. ANTIBIOTERAPIA AMBULATORIA EN LA NEUMONÍA ADQUIRIDA EN LA COMUNIDAD		
Edad < 65 años, sin morbilidad crónica importante ni riesgo aumentado de infección por gramnegativos ni *Legionella*	Amoxicilina 1 g/8 h 5-7 días	Levofloxacino 500 mg/24 h 5-7 días Moxifloxacino 400 mg/24 h 5-7 días
Edad ≥ 65 años, multimorbilidad crónica u otros factores de riesgo de etiología de grammnegativos	Amoxicilina/ácido clavulánico 875/125 mg/8 h o 2 g/125 mg/12 h 5-7 días	Levofloxacino 500 mg/24 h 5-7 días Moxifloxacino 400 mg/24 h 5-7 días
Elevada sospecha gérmenes atípicos	Azitromicina 500 mg/24 h 3 días Claritromicina 500 mg/12 h 5-7 días	Levofloxacino 500 mg/24 h 5 días

En cualquiera de los dos casos se consideraría una buena alternativa el tratamiento con fluoroquinolonas como levofloxacino 500mg/24 h 5-7 días o moxifloxacino 400 mg/24 h 5-7 días.

Existe evidencia a favor de las pautas de corta duración (≤ 7 días). El tratamiento antibiótico puede retirarse al cabo de 5 días si los últimos 3 días ha estado afebril.

No es necesario cubrir en todos los casos no graves los gérmenes atípicos. Solo en casos graves con factores de riesgo para *Legionella spp* debe cubrirse adecuadamente esta etiología con ATB específicos como los macrólidos. Ante situaciones de elevada sospecha de infección por gérmenes atípicos (pacientes < 50 años, sin comorbilidad crónica, inmunocompetentes) daremos azitromicina 500 mg/24 h 3 días o claritromicina 500 mg/12 h 5-7 días. Como alternativa, también podríamos usar fluoroquinolonas como el levofloxacino 500 mg/24 h 5 días.

3.3.2 Tratamiento hospitalario

Dentro del tratamiento hospitalario también diferenciaremos distintas pautas de antibióticos en base a los factores de riesgo que presente el paciente:

- Si el paciente no presenta factores de riesgo especiales, optaremos por un tratamiento combinado de ceftriaxona 2 g/24 h IV 7 días o amoxicilina-ácido clavulánico 2 g/125 mg/8 h IV 7 días + azitromicina 500 mg/24 h VO/IV 3-5 días. Una segunda opción de tratamiento más simplificado sería el levofloxacino 500 mg/24 h IV 7 días (opcional: levofloxacino dosis de inicio 500 mg/12 h durante 24-48 h y posteriormente 500 mg/24 h).

- En aquellos casos en los que existe sospecha de infección por anaerobios (broncoaspiración, boca séptica, pérdida de conciencia, alteración de la deglución, enfermedad neurológica, etilismo, carcinoma broncogénico, paciente institucionalizado, radiografía de tórax compatible con absceso pulmonar o neumonía necrotizante) las pautas de tratamiento serán las siguientes:
  - Amoxicilina-ácido clavulánico 2 g/125 mg/8 h IV 7 días.
  - Ertapenem 1 g/24 h IV 7 días.
  - Ceftriaxona 2 g/24 h IV 7 días + Clindamicina 600-900 mg/8 h IV 7 días.
  - En alérgicos a penicilina: clindamicina 600-900 mg/8 h + levofloxacino 500 mg/24 h IV (opcional: levofloxacino

dosis de inicio 500 mg/12 h durante 24-48 h y posteriormente 500 mg/24 h).

- Si existe sospecha de infección por *Pseudomona aeruginosa* (ingresos recientes, tratamiento antibiótico reciente durante 3-5 días en las últimas 6 semanas, tratamiento con corticoides, EPOC, fibrosis quística, bronquiectasias, SIDA avanzado (CD4 < 50), enfermedad maligna con neutropenia, malnutrición, colonización) las pautas de tratamiento serán las siguientes:
  - Piperacilina-tazobactam 4 g/6-8 h IV o meropenem 1g/8h IV + levofloxacino 500 mg/24 h IV (opcional: levofloxacino dosis de inicio 500 mg/12 h durante 24h-48h y posteriormente 500 mg/24 h) o amikacina 15 mg/kg/24 h IV durante 14 días.
  - En alérgicos a penicilina: aztreonam 2g/8h IV + levofloxacino 500 mg/24 h IV (opcional: levofloxacino dosis de inicio 500 mg/12 h durante 24h-48 h y posteriormente 500 mg/24 h) durante 14 días.
- Si existe sospecha de infección por SARM (portador conocido de SAMR, residente en residencias de ancianos, úlceras cutáneas crónicas) trataremos igual que ante sospecha de infección por *Pseudomona aeruginosa* añadiendo al tratamiento uno de los siguientes:
  - Linezolid 600 mg/12 h.
  - Vancomicina 1 g/12 h.

4. CONCLUSIONES

- La neumonía adquirida en la comunidad (NAC) representa un importante problema de salud pública, debido a su prevalencia, costes sanitarios y letalidad.
- El diagnóstico se basa en la clínica respiratoria infecciosa junto con el infiltrado en la radiografía de tórax no explicable por otras causas.
- Las escalas pronósticas son una herramienta imprescindible para estimar intensidad de tratamiento y la decisión de destino (alta, ingreso en observación - UCE -, planta o UCI). Existen dos escalas pronósticas: CURB65 y FINE o PSI. La primera utilizada en Atención Primaria y la segunda en ámbito hospitalario.
- El tratamiento antibiótico empírico se decide en función de las comorbilidades del paciente y la sospecha de infección por unos gérmenes u otros.

5. REFERENCIAS

- Alastrué I, Alcántara JD, Aldaz P, Alkorta M, Alonso E, Álvarez AE et al. Manual de enfermedades infecciosas en Atención Primaria. Cuarta edición. Barcelona: Congresos y Ediciones SEMFYC; 2017
- Grupo de Infecciones en Urgencias (SEMES). Antibioterapia empírica en infecciones prevalentes. Ministerio de Sanidad,

Servicios Sociales e Igualdad. 2019. Disponible en: http://www.infurg-semes.org//admin/index.php?pagina=descargar&doc=1548846762-0-2.pdf

- Julián-Jiménez A, Adán Valero I, Beteta López A, Cano Martín LM, Fernández Rodríguez O, Rubio Díaz R et al. Recomendaciones para la atención del paciente con neumonía adquirido en la comunidad en el servicio de urgencias. Rev Esp Quimioter. 2018;31(2):186-202.
- Menéndez R, Torres A, Aspa J, Capelastegui A, Prat C, Rodríguez de Castro F. Neumonía adquirida en la comunidad. Nueva normativa de la Sociedad Española de Neumología y Cirugía Torácica (SEPAR). Arch Bronconeumol. 2010;46(10):543-558. doi: 10.1016/j.arbres.2010.06.014.
- Molero JM, Gómez M. Tratamiento antibiótico empírico de las principales infecciones comunitarias atendidas por el médico de familia. AMF [Internet]. 2017;13(7):383-393. Disponible en: http://amf--semfyc-com.lo-sp.a17.csinet.es/web/article_ver.php?id=2088

CAPÍTULO 6
MANEJO NEUMOTÓRAX ESPONTÁNEO EN URGENCIAS

Diana Crespo Amaro, Javier Larreina Pérez, Ana María García Rodríguez

1. INTRODUCCION

El neumotórax se define como la presencia de aire dentro de la cavidad pleural que provoca el colapso pulmonar al tejido adyacente.

Respecto a su epidemiología el neumotórax supone el 20% de los ingresos hospitalarios en el servicio de Cirugía Torácica. También es una causa frecuente de motivo de asistencia en Urgencias, pues el 7% de los dolores pleuríticos se deben al mismo.

1.1 CLASIFICACIÓN

Neumotórax Espontaneo (que ocurre sin evento traumático previo) a su vez está dividido en:

- Neumotórax Espontaneo Primario (NEP): Ausencia de enfermedad pulmonar.
- Neumotórax Espontaneo Secundario (NES): Se asocia con patología pulmonar.

Neumotorax Adquirido: Debido a lesiones traumaticas. Este a su vez se divide en traumaticos e iatrogenicos:

- Neumotórax traumático: Cuando se debe a un trauma

torácico contundente o más frecuentemente penetrante.

- Neumotórax Iatrogénico: Cuando es inducido por un procedimiento médico, típicamente cateterismo venoso central, aunque también otras etiologías que incluyen toracocentesis, ventilación mecánica, biopsia percutánea o transbronquial del pulmón o mediastino, inserción del marcapasos, traqueotomía, colocación del expansor de tejido mamario e incluso acupuntura torácica, colonoscopia y artroscopia del hombro.

Otros:

- Neumotórax catamenial: el neumotórax catamenial se refiere a un neumotórax que ocurre en asociación con la menstruación debido a la endometriosis torácica. En esta condición, se cree que el neumotórax se relaciona con el desarrollo y la involución de implantes pleurales compuestos de tejido endometrial; Como tal, algunos expertos consideran este neumotórax espontáneo primario ya que la enfermedad pulmonar parenquimatosa generalmente está ausente.

Existe una clasificación según la SEPAR (Sociedad Española de Neumología y Cirugía Torácica) donde se establece lo siguiente:

- **Parcial:** Separación de la pleura visceral en parte de la cavidad pleural.
- **Completo:** Separación de la pleura visceral en toda la cavidad pleural.

- **Total:** Formación uniforme de muñón pulmonar

Debido a que nuestro caso clínico se basa en un paciente con Neumotórax Espontaneo consideramos necesario centrarnos en este

El neumotórax espontáneo primario se presenta en pacientes sin enfermedad pulmonar subyacente, clásicamente en varones jóvenes delgados y altos, en la adolescencia o entre los 20 y los 30 años. Se considera que se debe a la rotura espontánea de bullas o vesículas apicales subpleurales como consecuencia del hábito de fumar o por causas hereditarias. En general se produce en reposo, aunque algunos casos suceden durante actividades que implican distensiones o estiramientos. El neumotórax espontáneo primario también ocurre durante el buceo y en vuelos a grandes alturas.

El neumotórax espontáneo secundario se produce en pacientes con enfermedad pulmonar subyacente. Con mayor frecuencia, es el resultado de la rotura de una ampolla o bulla en pacientes con EPOC grave.

2. CASO CLÍNICO

Paciente varón de 18 años que acude a urgencias del Hospital San Pedro por disnea y tos de inicio súbito. No presenta alergias medicamentosas conocidas ni factores de riesgo cardiovascular, ni tampoco hábitos tóxicos. Como antecedentes médicos recibe seguimiento por parte del servicio de Alergología por rinoconjuntivitis alérgica intermitente moderada desde 2015, tratada con fluticasona (1 pulverización cada 12 horas), colirio de bilina 0,05% 4ml (1 unidad cada 12 horas) y desloratadina 5 mg (1 comprimido al día).

Relata que yendo en coche por un camino de tierra abre la ventana aspirando el polvo del camino, tras lo cual comienza con tos recurrente y posterior disnea. Niega fiebre, cortejo vegetativo u otra sintomatología acompañante.

El paciente se encuentra hemodinámicamente estable a su llegada a Urgencias (TAS 133 mmHg, TAD 93 mmHg, FC 111 lpm, Sat O_2 98%). En la exploración física el paciente está consciente y orientado, afebril, normocoloreado y normohidratado. La auscultación cardíaca es rítmica sin soplos y en la auscultación pulmonar se advierte hipofonesis generalizada del hemitórax derecho. Las exploraciones abdominal y de miembros inferiores son anodinas.

El electrocardiograma y la analítica sanguínea (bioquímica, hemograma, gasometría arterial, dímero-D y marcadores de daño miocárdico) no muestran alteraciones de interés salvo una leucocitosis de 19,100 (88% de neutrófilos), y en la radiografía de tórax (AP normal y en espiración forzada) se observa imagen compatible con neumotórax derecho total con colapso pulmonar y leve desviación mediastínica (Figura 1).

Durante su estancia en urgencias a la espera del resultado de las pruebas complementarias el paciente comienza con clínica vegetativa por lo que es trasladado a una cama de la Unidad de Reanimación. Tras esto, sumado a los resultados de la Rx de tórax, se avisa a Cirugía Torácica que colocan un drenaje con Pleurocath® a nivel de 5º espacio intercostal derecho conectado a sistema de PleurEvac®. El paciente se mantiene estable hemodinámicamente, por lo que se cursa ingreso a planta de cirugía torácica.

Durante el ingreso permanece afebril, estable hemodinámicamente, eupneico, con buen estado general y colaborador. En el PleurEvac® se observa fuga aérea persistente y en las Rx de tórax de control falta de reexpansión pulmonar. Se comprueba que el drenaje está bien posicionado y es permeable. Dado que la fuga persiste más de 7 días se decide intervenir al enfermo, que es sometido a bullectomía apical y se efectúa pleurodesis por abrasión mecánica (Figura 2).

En el estudio anatomopatológico se confirma complejo bulloso apical como responsable de primer episodio de neumotórax espontáneo primario derecho.

Finalmente, el paciente es dado de alta con pauta de analgesia, reposo relativo, fisioterapia respiratoria y recomendación absoluta de evitar tabaco. Volverá a consultas de cirugía torácica a las dos semanas con nueva radiografía de tórax para seguimiento.

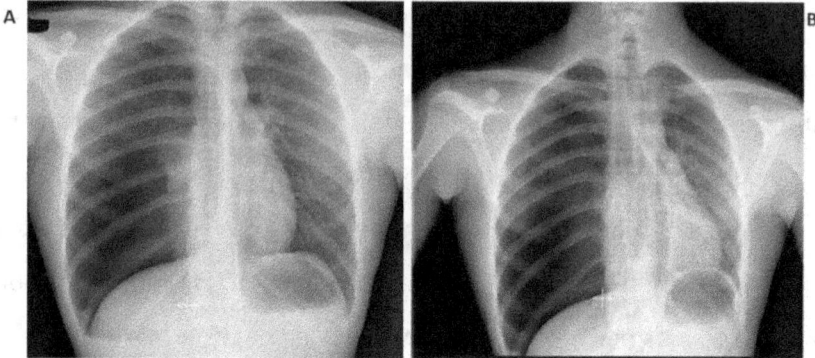

Figura 1: *A) Radiografía posteroanterior normal: Neumotórax derecho total con separación completa de la pleura visceral e importante ausencia de trama vascular por colapso pulmonar (muñón pulmonar). B) Radiografía posteroanterior en espiración forzada: se evidencia de forma más clara desplazamiento mediastínico hacia el lado contralateral al neumotórax*

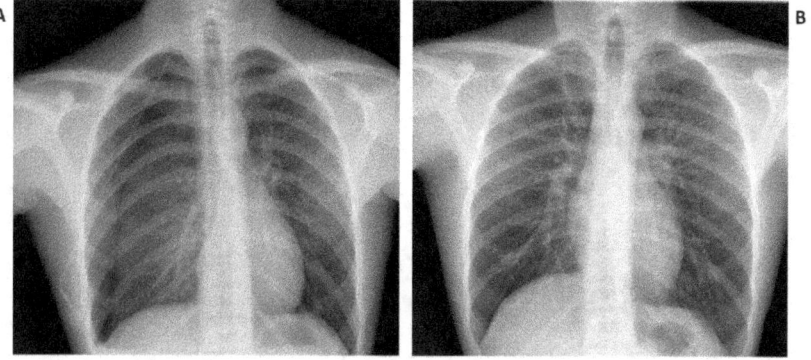

Figura 2: *A) Radiografía posteroanterior de tórax prequirúrgica con reexpansión pulmonar parcial, drenaje torácico bien posicionado y permeable. B) Control radiográfico postquirúrgico (bullectomía apical+pleurodesis): reexpansión pulmonar completa*

3. TRATAMIENTO EN URGENCIAS

3.1 MANEJO INICIAL

- Reposo en cama con la cabecera elevada.

- Canalización de una vía venosa periférica y perfusión de suero fisiológico a un ritmo inicial de 21 gotas/min (63ml/h).
- Monitorización continua del ritmo y FC, FR, TA y Sat O_2 mediante pulsioximetria.
- Administración de O_2 mediante mascarilla tipo ventury (Ventimask) a la concentración necesaria (por lo general superior al 28%), para mantener la Sat O_2 por encima del 92% por lo menos hasta el tratamiento definitivo.
- Analgésicos por vía intravenosa, como paracetamol (frascos de 100 ml con 1 g) en dosis de 1 g/6 h, perfundido en 15 min; o metamizol en dosis de 2 g/6 h; para ello se diluye 1 amp (2 g) en 100 ml de suero fisiológico o glucosado al 5% y se perfunde en 20 min.
- Si no existe hemoneumotorax y en pacientes con factores de riesgo tromboembólico, está indicado tratamiento anticoagulante profiláctico con heparinas de bajo peso molecular por vía subcutánea:
  - Bemiparina (Hibor®) en dosis de 3500 UI/24h.
  - Enoxaparina (Clexane®) en dosis de 1mg/kg/24h.
- Debe recomendarse la abstención tabáquica.

3.2 TRATAMIENTO ESPECÍFICO

El manejo posterior se dirige a decidir si es necesario eliminar el aire del espacio pleural y, de ser así, por qué medios. Las opciones incluyen:

- Oxígeno suplementario con observación

- Aspiración con aguja de aire intrapleural
- Toracostomía con tubo de tórax o catéter

El enfoque para tratar un Neumotórax Espontaneo varía ampliamente entre las instituciones y en todos los continentes. Nuestro enfoque está basado en el tamaño y los síntomas.

3.2.1 Valoración del tamaño y de la estabilidad

Tabla 1. CÁLCULO DEL TAMAÑO DE UN NEUMOTÓRAX (SEGÚN ACCP: AMERICAN COLLEGE OF CHEST PHYSICIANS; BTS: BRITISH THORACIC SOCIETY)		
	Pequeño	Grande
ACCP	< 3 cm	≥ 3 cm
BTS	< 2 cm	≥ 2 cm

Estabilidad: la definición de estabilidad sugerida por el ACCP comprende pacientes con todo lo siguiente:

- Frecuencia respiratoria < 24 respiraciones por minuto.
- Frecuencia cardíaca < 120 y > 60 latidos por minuto.
- Presión arterial normal.
- Saturación de oxígeno en el aire ambiente > 90%.
- Capacidad para hablar en oraciones completas.

Todos los demás pacientes se consideran inestables.

Conducta de acuerdo al tamaño:

- *Pequeño* (≤ 3 cm en el ápice o ≤ 2 cm en el hilio) en pacientes clínicamente estables: Oxígeno suplementario y observación y ser dado de alta, si es posible.

Los pacientes con síntomas significativos a pesar del pequeño tamaño del neumotórax deben someterse a aspiración o toracostomía con tubo de tórax, ya que estos pacientes tienen más probabilidades de fallar o recurrir a pesar del oxígeno y la observación. Sin embargo, una presentación que es desproporcionada con el tamaño pequeño es inusual en el Neumotórax Espontaneo (porque la enfermedad pulmonar subyacente está ausente) y nos debe hacer pensar en un trastorno pulmonar subyacente no identificado; sin embargo, esto no debería retrasar la implementación de la terapia.

- *Grande* (> 3 cm en el ápice o > 2 cm en el hilio) en pacientes clínicamente estables: Aspiración con aguja o catéter, siempre que haya experiencia disponible, aunque algunos expertos realizan una toracostomía con tubo de tórax o catéter.

En realidad, elegir entre la aspiración con aguja y la toracostomía con catéter o tubo torácico a menudo depende de la disponibilidad de experiencia local, la gravedad de la presentación y la preferencia del paciente.

Por ejemplo, la aspiración con aguja es menos dolorosa que la inserción del catéter o tubo. Sin embargo, la tasa de fracaso inicial es mayor con la aspiración con aguja (en promedio un tercio de los pacientes), por lo que se necesita un segundo procedimiento. Por lo tanto, algunos médicos eligen la toracostomía con tubo torácico o catéter cuando no cuentan con experiencia en aspiración o en pacientes con Neumotórax Espontaneo Recurrente, neumotórax bilaterales o muy grandes (p. Ej., colapso completo, desplazamiento mediastínico), síntomas graves, hemotórax concurrente o derrame pleural que requieren drenaje, o neumotórax loculado complejo (inusual en Neumotórax Espontaneo).

La aspiración con catéter o aguja se logra mediante la inserción de un catéter de pequeño tamaño (alrededor de 7 a 9 French) IV o tipo pigtail en el tórax a nivel del segundo espacio intercostal en la línea de medioclavicular. El catéter está conectado por medio de una llave de 3 vías a una jeringa. Se extrae aire del espacio pleural a través de la llave de paso en la jeringa y es expulsado en la habitación. El proceso se repite hasta que el pulmón vuelva a expandirse o se eliminen 4 l de aire. Si el pulmón se expande, puede retirarse el catéter o mantenerlo en el lugar conectado a una válvula unidireccional de Heimlich (que permite la deambulación) y no es necesario dejar hospitalizado al paciente. Si el pulmón no se expande, debe colocarse un tubo de tórax y el paciente debe ser hospitalizado.

3.2.2   Pacientes inestables o fracaso de tratamiento conservador

Los pacientes con neumotórax espontaneo que son inestables o que tienen tensión, o aquellos clinicamente estables donde fracasa la observación o aspiración deben someterse a una toracostomía inmediata con tubo torácico o catéter. Si la toracostomía con tubo endotorácico se retrasa, se recomienda la descompresión con aguja del espacio pleural. Es de destacar que el neumotórax a tensión es raro en pacientes con neumotórax espontaneo (debido a la ausencia de enfermedad pulmonar subyacente o causa precipitante, como la colocación de un catéter venoso central o la ventilación mecánica).

La toracostomía con tubo torácico se refiere a la inserción de un tubo torácico estándar, mientras que la toracostomía con catéter se refiere a la inserción de un catéter (p. ej., catéter de cable flexible). Elegir entre ellos a menudo queda a decisión del clínico y experiencia disponible. Sin embargo, los catéteres de pequeño calibre son cada vez más usados porque son fáciles de colocar, menos dolorosas y tan efectivas para el drenaje del aire como el tubo de toracostomía. Si bien ambos se pueden colocar a ciegas, la ecografía u otras modalidades (p. ej., fluoroscopia, tomografía computarizada [TC]) se utilizan con frecuencia para guiar la colocación del catéter torácico, particularmente, cuando el neumotórax está loculado. Sin embargo, si el paciente tiene insuficiencia respiratoria inminente o inestabilidad hemodinámica, el tubo de toracostomia sin guía de imagen debe colocarse inmediatamente.

En todos los casos se realizará una radiografía de control posterior a la evacuación del aire para objetivar la resolución del neumotórax.

3.2.3   Manejo inicial para eventos recurrentes

Para los pacientes con neumotórax espontáneo primario previo que recurren con neumotórax ipsilateral o contralateral, sugerimos la toracostomía con tubo endotorácico seguida de un procedimiento definitivo para prevenir el neumotórax durante el mismo ingreso hospitalario, siendo el tratamiento de eleccion quirurgico mediante videotoracoscopia o toracotomía con resección de bullas y abrasión pleural o pleurectomía.

INDICACIONES PARA PROCEDIMIENTO DEFINITIVO

Aunque la práctica varía ampliamente, existe un consenso general entre los expertos de que una pequeña población de pacientes con un primer episodio de Neumotórax espontaneo debe someterse a un procedimiento definitivo, siendo estos:

- Pacientes con una ocupación de alto riesgo (p. Ej., Pilotos o buceadores).
- Neumotórax espontaneo bilateral sincrónico.
- Pacientes con un número significativo de quistes o ampollas en las imágenes (aunque el número exacto no está definido).
- Pacientes con un fuerte deseo de evitar la recurrencia.
- Pacientes sometidos a toracoscopia por indicación alternativa (p. Ej., Hemotórax, biopsia pulmonar).
- No resolución del neumotorax con fuga aerea prolongada (3-5 días) o imposibilidad de reexpansión pulmonar.
- Segundo episodio (ipsilateral o contralateral)

4. REFERENCIAS

- Carnot N, Dupuis M, Pontier S, Laborde F, Brouchet L, Didier A. Different approaches to chest drainage in the management of primary spontaneous pneumothorax. Rev Mal Respir. 2019;36(4):477-483. doi: 10.1016/j.rmr.2019.01.007.

- Celik B, Sahin E, Nadir A, Kaptanoglu M. Iatrogenic pneumothorax: etiology, incidence and risk factors. Thorac Cardiovasc Surg. 2009;57:286-290. doi: 10.1055/s-0029-1185365.

- Goto T, Kadota Y, Mori T, Yamashita S, Horio H, Nagayasu T, et al. Video-assisted thoracic surgery for pneumothorax: republication of a systematic review and a proposal by the guideline committee of the Japanese association for chest surgery 2014. Gen Thorac Cardiovasc Surg. 2015;63(1):8-13. doi: 10.1007/s11748-014-0468-9.

- Tschopp JM, Bintcliffe O, Astoul P, Canalis E, Driesen P, Janssen J, et al. ERS task forcé statement: diagnosis and treatment of primary spontaneous pneumothorax. Eur Respir J. 2015;46(2):321-335. doi: 10.1183/09031936.00219214.

CAPÍTULO 7
TROMBOEMBOLISMO PULMONAR

Isabel Becana Jiménez, Iker Campo Beitia, Sonia Muro Santos, Ana María García Rodríguez

1. INTRODUCCIÓN

El tromboembolismo pulmonar (TEP) es la primera causa de muerte intrahospitalaria prevenible y la tercera causa de morbimortalidad cardiovascular, tras la isquemia miocárdica y el ictus. Su amplio espectro de presentación clínica y el retraso diagnóstico son los factores pronósticos más determinantes.

Es por ello que a propósito de un caso vamos a realizar una actualización del manejo del TEP en los Servicios de Urgencias.

2. CASO CLÍNICO

Mujer de 41 años natural de Marruecos que presenta como antecedentes personales destacables hipertensión arterial (HTA), obesidad, carcinoma ductal infiltrante de mama izquierda Estadio I-II pT1N0Mx diagnosticado en 2015 y tratado con Quimioterapia (QT) y Radioterapia (RT) adyuvante, gastritis hipertrófica moderada (2002) y nódulo tiroideo. No refiere hábitos tóxicos. Por estas patologías recibe tratamiento en la actualidad con Enalapril 10 mg y Manidipino 20 mg.

Acude a Urgencias por palpitaciones de comienzo matutino al tomar el tratamiento para la hipertensión. Acude al baño a orina donde refiere sentir mientras orinaba opresión torácica, disnea y sensación taquipneica acompañado de cuadro de mareo con sensación de giro de objetos sin pérdida de conocimiento. No fiebre, sudoración ni otra clínica acompañante. Refiere haber vuelto desde Marruecos en autobús con trayecto de 17 horas de duración.

A la exploración se encuentra consciente, orientada en tiempo, espacio y persona y visiblemente nerviosa. Hemodinámicamente estable con tensión arterial (TA) de 124/91, frecuencia cardíaca de 91 latidos por minuto, temperatura de 35 °C y saturación basal de oxígeno de 94% medida mediante pulsioximetría.

A la auscultación cardíaca se encuentra taquicardia en ritmo sinusal sin objetivar soplos ni roces ni extratonos. La auscultación pulmonar y la exploración abdominal no presentaron ninguna alteración. No se objetivó edema ni signos de trombosis venosa profunda (TVP) en extremidades inferiores, estando ambos pulsos pedios presentes y simétricos.

Analíticamente destacan los siguiente parámetros: Glucosa 287 mg/dL, Creatinina 1.03 mg/dL, Potasio 3.3 mmol/L, Troponina T ultrasensible 73.7 ng/L, proBNP 53.0 pg/mL (0.0 - 300.0), Dimero D 1796 ug/L, pH 7.41, pCO_2 33 mmHg, pO_2 74 mmHg, HCO_3^- 21 mmol/L, Exceso de Base -3.1 mmol/L, y saturación de O_2 medida de 95%, estando los demás parámetros analíticos dentro de los rangos de normalidad.

En el electrocardiograma (ECG) realizado en el Servicio de Urgencias se apreciaba taquicardia sinusal a 112 latidos por minuto, PR normal, bloqueo incompleto de rama derecha, patrón S1Q3T3 sin otras alteraciones en la repolarización (Figura 1). En la radiografía de tórax realizada en urgencias no se objetivó patología pleuropulmonar aguda.

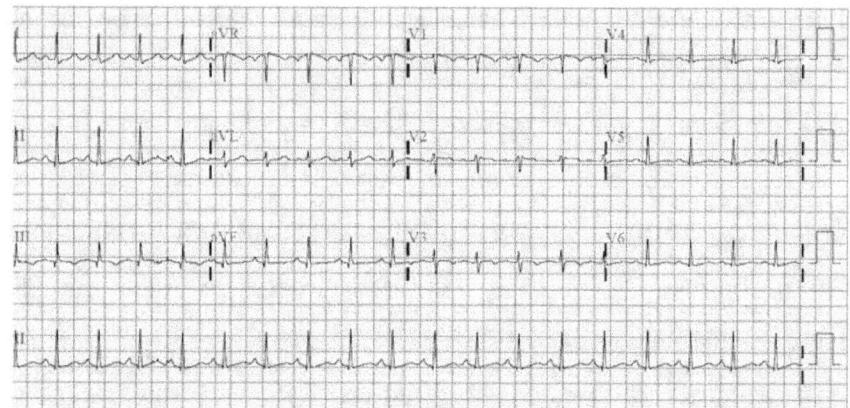

Figura 1: Electrocardiograma que muestra bloqueo incompleto de rama derecha con patrón S1Q3T3

Ante los hallazgos analíticos se consideró realizar una angiografía pulmonar por tomografía computerizada la cual detectó defectos de repleción en la arteria pulmonar principal derecha y en múltiples ramas lobares y segmentarias de la misma y en múltiples ramas lobares y segmentarias del pulmón izquierdo, compatibles con tromboembolismo pulmonar (TEP), sin que existiesen signos de sobrecarga del ventrículo derecho (VD). No se detectó derrame pleural, pericárdico o imágenes compatibles con infartos pulmonares.

3. DISCUSIÓN

3.1 CONCEPTO Y FORMA DE PRESENTACIÓN

El TEP se define como enclavamiento en las arterias pulmonares de un trombo desprendido (émbolo) desde alguna parte del territorio venoso, en la mayoría de los casos (90-95%) de TVP de EEII a menudo asintomática. Sus síntomas y signos no son específicos.

Hay que sospecha en esta patología cuando encontremos un paciente: disnea de nueva aparición, empeoramiento de su disnea habitual, dolor torácico, síncope o hipotensión sin una explicación alternativa, sobre todo cuando las pruebas complementarias (radiografía de tórax, ECG, gasometría arterial) descartan otros diagnósticos diferenciales. El TEP puede ser central, en cuyo caso suele aparecer disnea aguda y grave. Por el contrario si es periférico y pequeño la disnea es leve y transitoria.

También es frecuente su presentación como síncope en un 17% de los casos, asociado a inestabilidad hemodinámica y disfunción ventricular. Puede aparecer TEP en paciente asintomático o como empeoramiento de la disnea como único síntoma en un paciente con insuficiencia cardiaca o enfermedad pulmonar.

Hay que tener en cuenta la importancia de los factores predisponentes de TVP en un 60%, en el 40% no hay factores predisponentes.

La hipoxemia es frecuente pero <40% tiene saturación de oxigeno arterial normal y 20% gradiente oxigeno alveolo-arterial normal. La hipocapnia es frecuente.

Finalmente, en relación a las pruebas complementarias, la radiografía de tórax es normal en alrededor del 50% de los casos, aunque puede ser útil para excluir otras causas de disnea o dolor torácico. Dentro de los hallazgos, podemos encontramos derrame pleural de pequeña cuantía, opacidades, joroba de Hampton (consolidación en forma de cuña, con base pleural y vértice dirigido hacia los hilios, de distribución periférica. Traduce infarto pulmonar y se visualiza en 12-24 horas), atelectasias laminares, oligohemia focal (signo de Westermark, hiperclaridad de un segmento de pulmón isquémico a causa de la obliteración de la rama correspondiente de la arteria pulmonar), elevación del hemidiafragma o cardiomegalia.

En el ECG encontramos alrededor de un 50% normalidad. En otros casos podemos encontrar inversión de ondas T en precordiales derechas, un patrón QR en V1, un patrón S1Q3T3, bloqueo de rama derecha completo o incompleto (se encuentran en casos más graves), arritmias auriculares como la fibrilación auricular, además de taquicardia sinusal en 40% de los pacientes como único síntoma.

3.2 DIAGNÓSTICO

La combinación de síntomas y hallazgos clínicos con la presencia de factores predisponentes para TVP permite la clasificación de pacientes con sospecha de TEP en categorías distintas de probabilidad clínica o pre-test, que corresponden a una creciente prevalencia real de TEP. Esta evaluación previa a la prueba (pre-test) se puede hacer ya sea de forma empírica o mediante el uso de reglas de predicción. La probabilidad de TEP depende no sólo de las características de la prueba diagnóstica en sí, también de la probabilidad pre-test.

Pruebas comunes como radiografía de tórax y electrocardiograma se realizan para diagnóstico diferencial. Sin embargo, como el juicio clínico carece de estandarización, se han desarrollado varias reglas de predicción clínica, siendo las más utilizadas la Escala de Wells (Tabla 1) y la Escala de Ginebra (Tabla 2). Ambas reglas de predicción se han simplificado en un intento para aumentar su adaptación en la práctica clínica, siendo las versiones simplificadas validadas externamente.

Una comparación prospectiva directa de estas reglas confirmó un rendimiento de diagnóstico similar.

Tabla 1. ESCALA DE WELLS SIMPLIFICADA PARA EL DIAGNÓSTICO DE TEP	
CRITERIO	PUNTOS
Síntomas y signos clínicos de TVP	3.0
Diagnóstico alternativo menos probable que TEP	3.0
Frecuencia cardíaca > 100 latidos por minuto	1.5
Inmovilización prolongada	1.5
Cirugía en las últimas 4 semanas	1.5
TVP o TEP previos	1.5
Hemoptisis	1.0
Cáncer (en tratamiento actual o menos 6 meses o en cuidados paliativos)	1.0
RIESGO	PUNTOS
Bajo	< 4
Alto	≥ 4

TVP: Trombosis venosa profunda; TEP: Tromboembolismo pulmonar

La búsqueda de TEP en cada paciente con disnea o dolor torácico puede suponer altos costes y complicaciones de pruebas innecesarias. Por ello se desarrollaron criterios de embolia pulmonar (Pulmonary Embolism Rule-out Criteria-PERC, Tabla 3)) para los pacientes del Servicio de

Urgencias con el propósito de seleccionar aquellos cuya probabilidad de tener TEP es tan baja que no se debe iniciar el estudio diagnóstico. Comprenden ocho variables clínicas significativamente asociadas con la ausencia de TEP.

Tabla 2. ESCALA DE GINEBRA SIMPLIFICADA PARA EL DIAGNÓSTICO DE TEP	
CRITERIO	**PUNTOS**
Antecedente de TEP o TVP	1
Frecuencia cardiaca 75-94 lpm	1
Frecuencia cardiaca > 95 lpm	2
Cirugía previa con anestesia general o fractura ≤ 1 mes	1
Hemoptisis	1
Cáncer activo	1
Dolor unilateral en extremidades inferiores	1
Dolor a la palpación de extremidad inferior con edema	1
Edad > 65 años	
RIESGO	**PUNTOS**
Bajo	0-1
Intermedio	2-4
Alto	≥ 5

TVP: Trombosis venosa profunda; TEP: Tromboembolismo pulmonar

La escala PERC recoge los siguientes ítems, valorando con 1 punto la presencia de éstos:

- Edad <50 años
- Pulso < 100 latidos por minuto
- SatO2 >94%
- No hinchazón de EEII unilateral
- No hemoptisis
- Ningún traumatismo reciente o cirugía
- No historia de TVP
- No uso de anticoncepción oral

Según múltiples estudios se sugiere la exclusión segura de TEP en pacientes con baja probabilidad clínica que, además, cumplían con todos los criterios del PERC. Sin embargo, la baja prevalencia global de TEP en estos estudios no apoya la generalización de los resultados.

3.2.1 Dímero D

El dímero D es el producto final de la degradación de la fibrina y sus niveles en plasma en TEP son elevados debido a la activación simultánea de la coagulación y la fibrinólisis.

El valor predictivo negativo de las pruebas de dímero D es alto, y un nivel normal de dímero D hace improbable que la TEP o la TVP sean agudas. Por otra parte, el valor predictivo positivo de los niveles elevados de dímero D es bajo y no es útil para la confirmación de TEP.

El dímero D también está más frecuentemente elevado en pacientes cáncer, sangrado, cirugía, traumatismos, necrosis, infección grave o enfermedad inflamatoria y durante el embarazo. En consecuencia, el número de pacientes en los que el dímero D debe medirse para excluir un TEP (número necesario para prueba) pasa de 3 en la población general en Urgencias a ≥ 10 en las situaciones específicas enumeradas anteriormente.

Los estudios de resultados han demostrado que el riesgo tromboembólico a 3 meses fue del <1% en pacientes con probabilidad clínica baja o intermedia que no fueron tratados sobre la base de un resultado negativo de la prueba.

La especificidad del dímero D en la sospecha de TEP disminuye constantemente con la edad, al 10% en pacientes >80 años de edad.

La fórmula propuesta por Douma et al sirve para ajustar el valor de normalidad del dímero D en función de la edad, que en mayores de 50 años se calcula multiplicando la edad x 10 µg/L, cuando la determinación del dímero D se realiza mediante método ELISA, lo que supone aumentar la especificidad de forma significativa sin perder sensibilidad, aumentando la proporción de verdaderos negativos, la especificidad y el valor predictivo positivo de esta determinación. Dicho valor está correlacionado significativamente con la extensión de la embolia pulmonar pero no con la gravedad clínica del episodio.

3.2.2 Pruebas de imagen y recomendaciones

- <u>Sospechoso de TEP con inestabilidad hemodinámica</u>

Alto riesgo: inestabilidad hemodinámica, ecocardiografía, la angiografía por tomografía computerizada (Angio-TC): se recomienda para el diagnóstico y que la anticoagulación intravenosa (i.v). con Heparina fraccionada se administre sin demora → I C

- <u>Sospechoso de TEP sin inestabilidad hemodinámica</u>

Se recomienda el uso de criterios validados para el diagnóstico de TEP → I B.

Se recomienda iniciar la anticoagulación sin demora en pacientes con alta o intermedia probabilidad clínica de TEP mientras se realiza el estudio diagnóstico → I C.

- Evaluación clínica

Se recomienda que la estrategia diagnóstica se base en la probabilidad clínica, evaluada por una regla de predicción validada →I A

- Dímero D

Se recomienda la medición del dimero D en plasma en pacientes ambulatorios/ Urgencias con probabilidad clínica baja o intermedia, o aquellos que son poco probables de TEP, para reducir la necesidad de imágenes e irradiación → I A.

Un dímero D negativo ajustado por edad (edad 10 mg/L >50 años) deben considerarse para excluir el TEP en pacientes con probabilidad clínica baja o intermedia, o aquellos que son improbables en TEP → IIa B.

Los niveles de dímero D adaptados a la probabilidad clínica se considera que excluye TEP → IIa B.

No se recomienda la medición de dímero D en pacientes con alta probabilidad clínica, ya que un resultado normal no excluye el TEP, incluso cuando se utiliza un ensayo altamente sensible → III A.

- AngioTC multidetector

Es la prueba de elección para el diagnóstico de TEP. De excelente precisión con una Sensibilidad (83%) y Especificidad (96%) elevadas y con baja tasa de resultados no concluyentes (35%). La radiación emitida es de 310 mSyb.

Se recomienda rechazar el diagnóstico de TEP (sin más pruebas) si el angioTC es normal en un paciente con probabilidad clínica baja o intermedia, o improbable → I A.

Se recomienda aceptar el diagnóstico de TEP (sin más pruebas) si el angioTC muestra un defecto de llenado en un paciente con probabilidad clínica intermedia o alta → I B.

Se debe considerar que rechaza el diagnóstico de TEP (sin más pruebas) si el angioTC es normal en un paciente con alta probabilidad clínica o muy probable → IIa B.

Se pueden considerar más pruebas de diagnóstico por imagen para confirmar el TEP en casos de defectos de llenado subsegmentarios aislados → IIb C.

No se recomienda la flebografía por TC como complemento del TC → III B.

- Gammagrafía pulmonar V/Q

La gammagrafía V/Q ha sido reemplazada por la angio TC multidetector. En TEP agudo se espera que la ventilación sea normal en segmentos hipoperfundidos. En el momento actual se reserva para alergia a contrastes yodados, insuficiencia renal, mujer embarazada si ecografía venosa es negativa y radiografía de tórax es normal. La radiación emitida es de 2 mSyb. Su principal limitación es que no es concluyente hasta en el 50% de los casos y la variabilidad interobservador.

Se recomienda rechazar el diagnóstico de TEP (sin más pruebas) si la gammagrafía es normal → I A.

Debe considerarse aceptar que el diagnóstico de TEP (sin más pruebas) si la exploración gammagráfica produce una alta probabilidad para TEP → IIa B.

Una exploración V/Q no diagnóstica debe considerarse como exclusión de TEP cuando se combina con pacientes con baja probabilidad clínica, o que son poco probables de TEP → IIa B.

- Ecografía venosa de EEII

Método de elección para la detección de TVP concomitante en pacientes con TEP. Especialmente sensible y específica en pacientes con síntomas de TVP y en territorio femoropoplíteo, pero su rendimiento disminuye cuando la TVP es asintomática o se localiza en territorio sural. El 50% de los pacientes con TEP aguda sintomática presentan TVP concomitante en el momento del diagnóstico, de las cuales sólo la mitad son sintomáticas. Se utiliza como primera exploración en embarazadas con sospecha de TEP, si pruebas de imagen torácicas no son concluyentes.

Se recomienda aceptar el diagnóstico de TEV (y TEP) si la ecografía venosa muestra una TVP proximal en un paciente con sospecha clínica → I A.

Si la ecografía venosa muestra sólo una TVP distal, se deben considerar más pruebas para confirmar TEP → IIa B.

- Angiografía pulmonar

Es el estándar oro. Utiliza gadolinio en vez de yodo. Su Sensibilidad y Especificidad es similar al angioTC. Está contraindicada en insuficiencia renal grave, embarazada y lactancia. Una de sus limitaciones es que la técnica de exploración es inadecuada en 25% de los pacientes.

No se recomienda para descartar TEP → III A.

3.3 ASOCIACIÓN DE LA GRAVEDAD DEL TROMBOEMBOLISMO PULMONAR Y EL RIESGO DE MUERTE PREMATURA

La estratificación del riesgo en los pacientes con TEP agudo es obligatoria para el adecuado enfoque terapéutico de estos. Diferenciamos dos tipos de pacientes, los pacientes con TEP e inestabilidad hemodinámica y los pacientes con TEP sin inestabilidad hemodinámica. Se considera TEP con inestabilidad hemodinámica y por tanto paciente de alto riesgo, si se acompaña de uno de los siguientes criterios:

- **Parada cardiorespiratoria** que necesita reanimación cardiopulmonar.
- **Shock obstructivo**: tensión sistólica de <90 mmHg o necesidad de drogas vasoactivas para mantener la tensión sistólica >90 mmHg, e hipoperfusión de órganos diana.
- **Hipotensión persistente**: tensión sistólica de <90 mmHg o una caída de la presión sistólica de < 40mmHg durante más de 15 minutos, no causada por otro motivo (infección, arritmia, hipovolemia...).

Por otro lado, para la clasificación de riesgo de los pacientes con TEP sin inestabilidad hemodinámica se necesitan dos grupos de criterios pronósticos: la disfunción del ventrículo derecho mediante clínica, imagen y pruebas de laboratorio; y las comorbilidades o condiciones agravantes del propio paciente.

3.3.1 Disfunción del ventrículo derecho

- Pruebas de Imagen:
    - *Ecografía*: Se han estudiado diferentes parámetros ecocardiográficos para estratificar el riesgo de muerte temprana, observándose que la disfunción ventricular (VD/VI >1.0) son los hallazgos que más se relacionan con un pronóstico desfavorable.
    - *Angio-TAC*: Se confirmó en un meta-análisis que el diámetro VD/VI >1.0 (disfunción ventricular) se asociaba a 5 veces más a la mortalidad por embolia pulmonar.
- Pruebas de laboratorio:
    - *Troponinas*: Concentraciones elevadas de troponina plasmática puede estar asociado a peor pronóstico en la fase aguda del TEP se deberían interpretar según el contexto.
    - *Pro-BNP*: Concentraciones bajas de BNP o NT-proBNP tienen un alto valor predictivo negativo y una sensibilidad alta que permite excluir un resultado clínico desfavorable en pacientes normotensos.
    - *Lactato:* Pacientes normotensivos con niveles >2mmol/L tiene mayor riesgo de inestabilidad hemodinámica y severidad del TEP.

En los pacientes que no presentan inestabilidad hemodinámica a veces los hallazgos iniciales de las pruebas complementarias no son suficiente para estratificar la gravedad y el riesgo de muerte temprana, por lo que se han creado escalas semicuantitativas (*Bova score* o *FAST score*) que permiten una evaluación del riesgo de muerte y la gravedad pronóstica.

3.3.2 Escala Pulmonary Embolism Severity Index (PESI)

En los pacientes estables, hay que estratificar el riesgo de mortalidad. Para ello, se han desarrollado diversos algoritmos, siendo el más utilizado la escala de puntaje *Pulmonary Embolism Severity Index* (PESI), que toma en cuenta comorbilidad y signos clínicos al momento de la evaluación inicial (Tabla 3). Divide a los pacientes en 5 grupos de riesgo según puntaje total.

Tabla 3. Escala Pulmonary Embolism Severity Index (PESI)

CARACTERÍSTICAS DEMOGRÁFICAS		PUNTUACIÓN	
Edad (años)			
Sexo masculino		+10	
Comorbilidades			
Cáncer		+30	
Insuficiencia cardíaca		+10	
Enfermedad Pulmonar Crónica		+10	
Hallazgos clínicos			
Frecuencia cardiaca ≥ 110 lpm		+20	
Presión arterial sistólica ≤ 100mmHg		+30	
Frecuencia respiratoria ≥ 30 lpm		+20	
Tª < 36 °C		+20	
Alteración de conciencia		+60	
$SatO_2$ < 90%		+20	
PUNTUACIÓN	CLASE	RIESGO	MORTALIDAD (30 DÍAS
≤65	I	Muy bajo	1.1%
66-85	II	Bajo	3.1%
86-105	III	Intermedio	6.5%
106-125	IV	Alto	10.4%
> 125	V	Muy alto	24.5%

3.3.3 Comorbilidad y condiciones agravantes del paciente

Además de los hallazgos clínicos, pruebas de imagen y de laboratorio que están relacionados directamente con la gravedad del TEP y una mayor mortalidad temprana, es necesario evaluar los riesgos de comorbilidad y condiciones agravantes, para ello tenemos la escala IGEP e IGEPs.

Ambas son las escalas más extensamente usadas y validadas. La ventaja tanto de la escala IGEP como de la IGEPs es la identificación de los pacientes con bajo riesgo de mortalidad en los siguientes 30 días, con la diferencia de que la IGEP valora 11 variables diferentes y la IGEPs 6 variables.

Podemos observar la unificación de los criterios clínicos, de imagen, laboratorio y comorbilidad relacionándolos con la estratificación del riesgo de muerte temprana en la Tabla 4, en la que se basará el manejo tanto diagnóstico como de tratamiento en el paciente con TEP agudo.

Tabla 4. ESTRATIFICACIÓN DE LA GRAVEDAD DEL TEP Y MUERTE TEMPRANA (< 30 DÍAS)					
RIESGO MORTALIDAD TEMPRANA		**INDICADORES DE RIESGO**			
		Inest. hemodinámica	Parámetro clínico de gravedad / PESI III-IV	Disf. ventricular	↑ troponinas
ALTO		+	+	+	+
INTERMEDIO	INTERMEDIO-ALTO	-	+	+	+
	INTERMEDIO-BAJO	-	+	1 + o ninguno	
BAJO		-	-	-	-

Si la probabilidad clínica es alta o el dímero D es elevado, se debe realizar una angio-TAC de tórax helicoidal multicorte, que tiene sensibilidad y especificidad mayor a 95%, con un VPN a tres meses de 99%. En pacientes con contraindicación absoluta para la administración de contraste por anafilaxia o insuficiencia renal, se puede usar una gammagrafía ventilación/perfusión (V/Q) (examen de primera línea en embarazo por menor radiación). Sin embargo una ecografía doppler positiva para TVP en un paciente con alta probabilidad clínica de TEP es suficiente para realizar el diagnóstico sin necesidad de más pruebas de imágenes (conducta útil en embarazo, debido a que en este periodo el dímero-D pierde rendimiento y mayor riesgo por radiación del angio-TAC pulmonar). La figura 2 esquematiza un algoritmo diagnóstico del TEP.

3.4 MANEJO DEL PACIENTE CON TEP EN URGENCIAS

Atendiendo a los resultados combinados de las pruebas complementarias y la escala PESI, se estratificará a los pacientes en riesgo bajo, estándar e intermedio (los pacientes estables suponen el grupo de riesgo alto). En base a esta estratificación, se podrá diferenciar el tratamiento mas adecuado para cada paciente así como el ámbito de manejo del mismo (Figura 3).

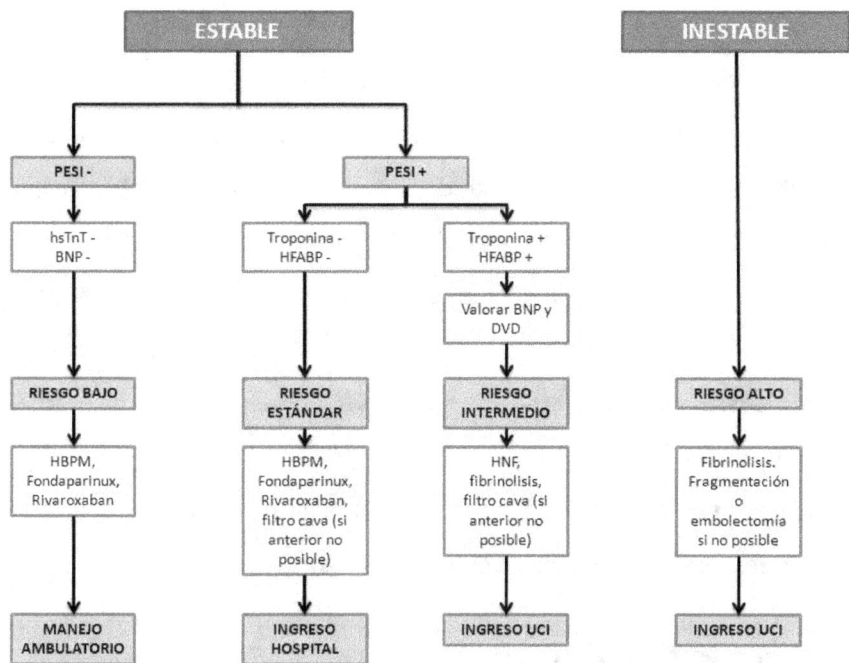

Figura 3: *Estratificación pronóstica y tratamiento de la tromboembolia pulmonar en fase aguda. BNP: péptido natriurético cerebral; DVD: disfunción ventricular derecha; HBPM: heparina de bajo peso molecular; HFABP: proteína ligadora de ácidos grasos cardiacos; HNF: heparina no fraccionada; hsTnT: troponina T de alta sensibilidad; PESI: Pulmonary Embolism Severity Index; UCI: unidad de cuidados intensivos.*

3.5 TRATAMIENTO

Los objetivos del tratamiento del TEP en fase aguda son los siguientes; estabilización médica del paciente y alivio de los síntomas, la resolución de la obstrucción vascular y la prevención de las recurrencias.

Ante un TEP confirmado mediante Angio-TAC o Gammagrafía pulmonar de ventilación/perfusión, lo primero a lo cual debemos atenernos es a la situación hemodinámica del paciente; ya que dependiendo de ésta la actuación será diferente.

El criterio de estabilidad hemodinámica está definido por el valor de la Presión Arterial en el momento del diagnóstico. Se considera a una **TEP inestable** la que se acompaña de hipotensión (PAS < 90 mmHg o descenso de la PAS mayor o igual a 40 mmHg sobre la basal durante más de 15 minutos, junto con signos de hipoperfusión (confusión mental, oliguria, frialdad periférica) y necesidad de fármacos inotrópicos. El resto de casos se consideran, al menos a priori, como TEP estables.

El tratamiento en la fase aguda podemos dividirlo en varios apartados, recogiendo la Tabla 5 las dosis de tratamiento:

3.5.1 Tratamiento de soporte

Se realizará monitorización periódica de la frecuencia cardíaca y respiratoria, presión arterial y saturación de oxígeno.

En el caso del **TEP sintomático** debe administrarse oxígeno suplementario para mantener SatO2 por encima de 92%. La oxigenoterapia, especialmente en pacientes con sobrecarga del ventrículo derecho, actúa como vasodilatador y puede contribuir a disminuir la presión en las arterias pulmonares.

La administración de fluidos mediante soluciones salinas isotónicas (< 500 mL) es de utilidad en aquellos pacientes con bajo gasto cardíaco y presiones mantenidas, así como la posibilidad de utilizar fármacos como la dobutamina o dopamina. En el caso de que el paciente esté hipotenso la adrenalina combina los efectos beneficiosos de la noradrenalina y la dobutamina.

Para calmar el dolor pleurítico que presentan algunos pacientes es de utilidad la morfina.

3.5.2 Anticoagulación

- Heparina no fraccionada (HNF)

La HNF tiene como objetivo la unión y potenciación de la antitrombina (AT-III) para la inactivación principalmente del factor II (Trombina) de la coagulación. Requiere monitorización mediante el tiempo de tromboplastina activado (TTPA) inicialmente cada 6 horas. Debe mantenerse 1,5-2,5 veces el valor normal.

Para conseguir el efecto anticoagulante deseado se emplea en infusión a un ritmo inicial de 18U/kg/h además de un bolo inicial de 80U/kg.

La utilización de la HNF está relegada a día de hoy en las siguientes situaciones:

- Paciente estable con riesgo intermedio o alto
- Paciente estable con insuficiencia renal grave (aclaramiento de cretinina < 30 mL/min.).
- Pacientes con alto riesgo de sangrado (posibilidad de utilizar su antagonista)
- Pacientes con obesidad extrema

- Heparina de bajo peso molecular (HBPM)

En aquellos pacientes estables hemodinámicamente y con riesgo bajo o intermedio se recomienda la utilización de HBPM frente a HNF.

Las HBPM tienen como objetivo inhibir la acción del factor Xa de la coagulación. Dependiendo del riesgo, los pacientes deberán tomar anticoagulantes orales manteniendo la HBPM durante los primeros 5 días de tratamiento.

Las HBPM no requieren controles analíticos excepto en embarazadas e insuficiencia renal, en cuyo caso, el control se realiza mediante la determinación de valores de

anti-Xa. En cuanto a los valores del anti-Xa; se considera rango de anticoagulación entre 0,7 y 1.

- Anticoagulantes orales

Durante los primeros 5 días se realizará tratamiento simultáneo con (HBPM o fondaparinux) y anticoagulantes orales, ya sean anti-vitamina K como el sintrom o nuevos anticoagulantes orales.

Dentro de los nuevos NACOs, en últimos ensayos clínicos se pone de manifiesto el uso predominante del rivaroxaban frente a apixaban o dabigatran ya que se asocia a eficacia similar pero a una reducción en las hemorragias graves.

Tabla 5. TRATAMIENTO Y DOSIS DE DIVERSOS FÁRMACOS EN TROMBOEMBOLISMO PULMONAR		
PRINCIPIO	DOSIS	INTERVALO
Bemiparina	115 UI/kg	Cada 24 h
Dalteparina	100 UI/kg – 200 UI/kg	Cada 12-24 h
Enoxaparina	1 mg/kg – 1,5 mg/kg	Cada 12-24 h
Nadroparina	85,5 UI/kg – 171 UI/kg	Cada 12-24 h
Tinzaparina	175 UI/kg	Cada 24 h
Fondaparinux	5,0 mg (< 50 kg); 7,5 mg (50-100 kg); 10 mg (> 100 kg)	Cada 24 h
Rivaroxaban	15 mg (días 1-24) – 20 mg a continuación	Cada 12-24 h
Heparina no fraccionada	18 UI/kg/h	Perfusión
r-TPA	100 mg - 0,6 mg/kg	En 2 h – En 15 minutos
Urocinasa	3 millones UI	En 2 h
Estreptocinasa	1,5 millones UI	En 2 h

3.5.3 Fibrinolisis

El tratamiento fibrinolítico estaría indicado en aquellos pacientes con TEP agudo sintomático e inestabilidad hemodinámica (shock cardiogénico o PAS < 90 mmHg mantenida).

El uso de este tipo de fármacos dependerá del riesgo de sangrado y de la gravedad del cuadro del paciente.

3.5.4 Filtro cava y tratamiento quirúrgico

El filtro cava se recomienda ante contraindicación de anticoagulación oral, hemorragia o enfermedad pulmonar recurrente. Por otro lado, el tratamiento invasivo/quirúrgico (trombectomía y embolectomía) es igual de eficaz que los descritos previamente, quedándose como opción ante fracaso de la fibrinólisis.

4. REFERENCIAS

- Berraondo Fraile J, Juan Samper G, Fernández-Fabrellas E, Konishi I, López Vazquéz A, Bediaga Collado A, et al. [D-dimer testing in the emergency department: age adjustment, inappropriate use, and ability to predict the extension and severity of pulmonary embolism]. Emergencias. 2016;28(4):223-228.
- EINSTEIN–PE Investigators, Büller HR, Prins MH, Lensin AW, Decousus H, Jacobson BF, et al. Oral rivaroxaban for the treatment of symptomatic pulmonary embolism. N Engl J Med. 2012;366(14):1287-1297. doi: 10.1056/NEJMoa1113572.
- Konstantinides SV, Meyer G. The 2019 ESC Guidelines on the Diagnosis and Management of Acute Pulmonary Embolism. Eur Heart J.2019;40(42):3453-3455. doi: 10.1093/eurheartj/ehz726.
- Uresandi F, Monreal M, García-Bragado F, Domenech P, Lecumberri R, Escribano P, et al. National Consensus on the Diagnosis, Risk Stratification and Treatment of Patients with Pulmonary Embolism. Spanish Society of Pneumology and Thoracic Surgery (SEPAR). Society Española Internal Medicine (SEMI). Spanish Society of Thrombosis and Haemostasis (SETH). Spanish Society of Cardiology (ESC). Spanish Society of Medicine Accident and Emergency (SEMES). Spanish Society of Angiology and Surgery Vascular (SEACV). Arch Bronconeumol. 2013;49(12):534-547. doi: 10.1016/j.arbres.2013.07.008.

CAPÍTULO 8
MANEJO DE LA EXACERBACIÓN DE EPOC

Clara Gran Tijada, Pilar Sáez Marco, María José Alarcón Gallardo

1. ASPECTOS BÁSICOS EN LA EPOC

1.1 DEFINICIÓN

La enfermedad pulmonar obstructiva crónica (EPOC) se define como una enfermedad respiratoria que se caracteriza por síntomas persistentes y una limitación crónica al flujo aéreo cuyo causante principal es el tabaco.

Hoy en día debido a la variabilidad individual de las manifestaciones celulares, orgánicas, funcionales y clínicas se ha comenzado a clasificar dicha enfermedad en fenotipos.

La EPOC constituye un importante problema de salud pública debido a su alta prevalencia, elevada morbimortalidad y costes socioeconómicos.

1.2 PREVALENCIA

En España, según el estudio EPI-SCAN II, el 12,4% de la población mayor de 40 años la padece. Las diferencias son significativas entre hombres y mujeres, con una prevalencia del 16,9% y del 9,5 % respectivamente. En ambos sexos se incrementa con la edad, hasta un máximo del 33,6% en hombres y 23,2% en mujeres una vez llegados a los 80 años.

La EPOC es una enfermedad bastante desconocida en la población general, con un porcentaje de infradiagnóstico del 81,7%, sobre todo en el colectivo femenino y en jóvenes.

1.3 MORBIMORTALIDAD

Actualmente la EPOC es la cuarta causa de muerte a nivel mundial, por detrás de la cardiopatía isquémica, los accidentes cerebrovasculares y las infecciones de vías respiratorias inferiores; si bien es cierto que con el tiempo va cobrando relevancia y se prevé que en 2030 sea la tercera causa de muerte, de ahí la importancia de su pronto diagnóstico y tratamiento, evitando así el deterioro de la función pulmonar.

1.4 IMPACTO ECONÓMICO

En España, el coste total de esta enfermedad se estima en cerca de los 1.000 millones de euros anuales en costes directos, 3000 millones sumando los costes indirectos. El coste total de la agudización supone entre 500 y 550 millones de euros del coste total de la EPOC. En cuanto a coste medio directo por paciente rondaría entre 1.712 y 3.238 euros al año.

1.5 FACTORES DE RIESGO

La EPOC es el resultado de la interacción entre factores genéticos (como el déficit de alfa-1-antitripsina) y medioambientales, siendo el tabaquismo (activo y pasivo) el principal. También tienen un papel importante la carga total de partículas inhaladas, la exposición a diferentes tipos de polvo, humos y gases ocupacionales, el diesel o cocinar con combustibles de biomasa. La exposición conjunta al tabaquismo y a factores ocupacionales aumenta notablemente el riesgo de EPOC.

Hasta el 20% de los pacientes diagnosticados de EPOC son no fumadores, pudiendo ser debido a la exposición a biomasa.

El diagnóstico de EPOC puede deberse a ser paciente fumador sensible al tabaco (hasta el 50% de los fumadores) o por haber sufrido infecciones respiratorias en la infancia que hacen que no se alcance la función pulmonar máxima, siendo diagnosticados éstos últimos sobre los 50 años.

1.6 PATOGENIA Y FISIOPATOLOGÍA

La limitación a flujo aéreo espiratorio se produce por alteraciones en las vías aéreas de pequeño calibre por fibrosis, disminución del soporte elástico de estas vías al destruirse las paredes y septos alveolares e inflamación. La respuesta inflamatoria se caracteriza por un aumento de los macrófagos activados que determinan la aparición de mediadores inflamatorios como la proteína C reactiva (PCR), fibrinógeno, leucocitos, etc... que lesionan las estructuras pulmonares y afectan a todo el organismo. Debido a este daño pulmonar aparece hiperinsuflación que se manifiesta por un aumento del volumen residual y de la capacidad funcional residual, que produce un aumento del trabajo respiratorio y de la disnea de esfuerzo.

El daño estructural en parénquima pulmonar y vasos ocasiona alteraciones en el intercambio de gases con hipoxemia e hipercapnia en estadios avanzados. El remodelado vascular puede producir hipertensión pulmonar y, en consecuencia, afectación de las cavidades derechas y corpulmonale.

2. MANIFESTACIONES CLÍNICAS

Es fundamental pensar en la enfermedad, pues sino difícilmente vamos a diagnosticarla.

La sospecha clínica de la EPOC debe considerarse en todas personas adultas mayores de 35 años con exposición a factores de riesgo (fumador o exfumador de al más de 10 paquetes/año) que presentan síntomas persistentes compatibles: disnea y/o tos crónica, con o sin producción de esputo.

Las manifestaciones clínicas son inespecíficas y comunes a otras enfermedades respiratorias, pudiendo incluso en fases tempranas cursar de forma asintomática. Además la progresión y la intensidad de los síntomas varían mucho de unos sujetos a otros. Los síntomas principales de la EPOC son disnea, tos y expectoración. Además, en la EPOC pueden aparecer otros síntomas más inespecíficos como sibilancias y opresión torácica.

Lo más frecuente es que la EPOC sea una mezcla de bronquitis crónica y enfisema, según cuál de las dos entidades predomine, los pacientes con EPOC se clasifican en (Tabla 1):

- Fundamentalmente ENFISEMATOSOS (Tipo A): asténicos, disnea (manifestación clínica más frecuente), poca alteración de gases, sin cianosis, tórax en tonel, espiración con labios fruncidos.
- Fundamentalmente BRONQUÍTICOS (TIPO B - "Blue boaters"): Tos productiva, obeso, corpulmonale, cianosis, estertores, roncus, sibilantes, mayor hipoxemia e hipercapnia, episodios frecuentes de insuficiencia respiratoria. Son el grupo que presentan con mayor frecuencia exacerbaciones.

Tabla 1. TIPOS DE EPOC		
Características	ENFISEMATOSO	BRONQUITICO
Tipología	Asténico, "soplador rosado"	Pícnico, "cianótico abotargado"
Disnea	Grave	Leve
Tos	Mínima	Importante
Esputo	No	Sí
Espiración labios fruncidos	Sí	No
Infecciones	Poco frecuentes	Frecuentes
Rx de tórax	Hiperinsuflación, cambios bullosos, corazón pequeño	Aumento de trama broncovascular en bases, cardiomegalia
Hipoxemia	Leve	Grave
Hipercapnia	No	Sí
Cianosis	No	Sí
Poliglobulia	No	Sí
Hipertensión pulmonar en reposo	No o ligera	Moderada o intensa
Corpulmonale	Raro, salvo en fase terminal	Frecuente
Capacidad pulmonar total	Aumentada	Normal
Volumen respiratorio	Aumentado	Moderadamente aumentado
Capacidad de difusión	Disminuida	Normal o ligeramente disminuida

3. DIAGNÓSTICO

Una vez tenemos la sospecha clínica, el siguiente paso es la confirmación mediante la realización de una espirometría con prueba broncodilatadora, puesto que el diagnóstico se hace tras la prueba postbroncodilatación.

La espirometría constituye la prueba diagnóstica fundamental para el diagnóstico de la enfermedad, la evaluación de la gravedad de la misma y para el seguimiento del cuso evolutivo.

Se trata de una prueba fácil, barata y bien tolerada por los pacientes.

El diagnóstico de EPOC se basa en la obstrucción del flujo aéreo tras la broncodilatación, es decir, una disminución del cociente (FEV1/FVC < 0.7). Se considera positiva la prueba broncodilatadora cuando se produce un aumento de FEV1 ≥ 200 ml y del 12%. La Tabla 2 indica la gravedad de EPOC según los resultados de esta prueba.

Tabla 2. CLASIFICACIÓN DE LA GRAVEDAD DE LA OBSTRUCCIÓN BRONQUIAL EN EL PACIENTE EPOC	
GRADO DE OBSTRUCCIÓN	**FEV1 TRAS BRONCODILATADOR**
Leve	≥ 80%
Moderado	50% ≤ FEV1 < 80%
Grave	30% ≤ FEV1 < 50%
Muy grave	FEV1 < 30%

FEV1: Volumen espiratorio forzado en el primer segundo

En la guía GesEPOC se estratifica a los pacientes en riesgo bajo y alto según el grado de obstrucción, la disnea medida por la escala modificada de Medical Reseach Council (mMRC), y el número de exacerbaciones en el último año (Tabla 3).

Tabla 3. ESTRATIFICACIÓN RIESGO SEGÚN GUÍA GesEPOC		
	RIESGO BAJO (Ha de cuimplir todos)	**RIESGO ALTO (≥ 1 criterio)**
Obstrucción (FEV1 tras broncodilatación)	> 50%	< 50%
Disnea (mMRC)	0-2	≥ 2 (con tratamiento)
Número exacerbaciones anuales	0-1 (sin ingreso)	≥ 2 ó 1 ingreso

FEV1: Volumen espiratorio forzado en el primer segundo; mMRC: Escala modificada del Medical Research Council

La guía GesEPOC divide el EPOC en bajo y alto riesgo, recomendando fenotipar estos últimos (Tabla 4):

- No exacerbador (tanto enfisema como bronquitis crónica)
- Exacerbador tipo Enfisema.
- Exacerbador con Bronquitis crónica.
- Fenotipo mixto (Asma-EPOC)

Tabla 4. FENOTIPOS EPOC SEGÚN GesEPOC			
Fenotipo agudizador (≥ 2 agudiazaciones/año ó 1 ingreso)	Fenotipo agudizador con enfisema	Fenotipo agudizador con bronquitis crónica	**Fenotipo mixto (ACO)**
Fenotipo no agudizador (0-1 agudizaciones/año sin ingreso)	Fenotipo no agudizador		
	Fenotipo enfisema	Fenotipo bronquitis crónica	

ACO: Solapamiento asma-EPOC

Se definen cuatro fenotipos distintos, dentro del grupo de **ALTO RIESGO**:

- <u>Fenotipo no agudizador</u>: paciente que como máximo presenta una exacerbación moderada en el año previo y que por tanto tiene menos repercusión en la calidad de vida, menor deterioro de la función pulmonar y menor mortalidad.

- Fenotipo agudizador tipo enfisematoso: pacientes con diagnóstico clínico funcional o radiológico de enfisema en los que predomina la disnea con poca o escasa expectoración y un hábito asténico con un índice de Masa Corporal bajo.
- Fenotipo agudizador con bronquitis crónica: se caracteriza por presentar tos productiva al menos tres meses al año durante dos años consecutivos. En estos es fundamental un cultivo de esputos para un tratamiento específico de la infección bronquial y un TC de alta resolución para descartar la existencia de bronquiectasias.
- Fenotipo mixto (Asma-EPOC): se incluyen tanto asmáticos fumadores que han desarrollado una obstrucción persistente al flujo aéreo como a los EPOC con características de asma. Pacientes muy sintomáticos, con mayor repercusión en la calidad de vida y cuyo diagnóstico cumple los criterios actuales de asma o tienen rasgos asmáticos, como una prueba broncodilatadora muy positiva y/o una eosinofília en la sangre periférica mayor de 300 células/microlitro.

4. TRATAMIENTO EN FASE ESTABLE

4.1 OBJETIVOS GENERALES
- Reducir los síntomas crónicos de la enfermedad.
- Disminuir la frecuencia y la gravedad de las agudizaciones.
- Mejorar el pronóstico.

4.2 TRATAMIENTO NO FARMACOLÓGICO

- Abandono del tabaco.
- Oxigenoterapia: es la única medida que ha demostrado prologar la supervivencia en pacientes EPOC, junto con el abandono del tabaco (ningún tratamiento reduce la mortalidad, son tratamientos sintomáticos).
- Adecuada nutrición.
- Actividad física regular.
- Evaluación y tratamiento de las comorbilidades.
- Vacunación (antigripal y antineumoccocica).

4.3 TRATAMIENTO FARMACOLÓGICO

El tratamiento de la EPOC persigue dos objetivos principales: primero mejorar la sintomatología (reducir la disnea) y segundo prevenir las exacerbaciones.

La base del tratamiento farmacológica se sustenta en dos grupos de fármacos: broncodilatadores y antiinflamatorios. Así mismo, se clasifica según el riesgo: bajo y alto (Figura 1).

4.3.1 Riesgo bajo

El tratamiento de estos pacientes se basa en el uso de broncodilatadores de larga duración (BDLD), que han demostrado reducir los síntomas, mejorar la función pulmonar y la calidad de vida y disminuir el número de exacerbaciones. Inicialmente se recomienda la utilización de un broncodilatador en monoterapia y, en caso de persistencia o empeoramiento de síntomas o aumento de exacerbaciones, incrementar el tratamiento con la introducción de un segundo broncodilatador de un grupo farmacológico distinto. En estos pacientes, por su bajo riesgo de exacerbaciones no se recomienda terapia antiinflamatoria.

Los BDLD pueden ser *beta-2 adrenérgicos* como salmeterol, formoterol, olodaterol, vilanterol e indacaterol…. (LABA – que actúan en los bronquios distales-) o *anticolinérgicos* como ipratropio, tiotropio, aclidinio, glicopirronio… (LAMA – que actúan en bronquios proximales).

La GesEPOC recomienda LAMA como primera elección

4.3.2 Riesgo alto

Estos pacientes precisan, por su mayor gravedad, una aproximación diagnostica más detallada con el objetivo de identificar su objetivo y guiar, en función del mismo, su opción terapéutica más adecuada.

- <u>Fenotipo no agudizador</u>: el tratamiento inicial de estos pacientes es la doble terapia broncodilatadora (LAMA+LABA). En pacientes que persisten disneicos a pesar del tratamiento con doble terapia broncodilatadora podría añadirse otro fármaco broncodilatador débil, la teofilina, que mejora la fuerza del diafragma, el rendimiento de la musculatura respiratoria reduciendo el atrapamiento aéreo, mejoría del aclaramiento muco-ciliar, y han demostrado tener efectos antiinflamatorios en la EPOC.

- Fenotipo agudizador con enfisema: el primer escalón terapéutico de estos pacientes es la doble terapia broncodilatadora. Cuando los broncodilatadores no son suficientes para el control de los síntomas o de las agudizaciones se puede añadir un corticoide inhalado y, en casos más graves teofilina. Los mucolíticos a dosis altas se recomiendan en los pacientes que presenten exacerbaciones a pesar del tratamiento adecuado ya que han demostrado reducir las mismas con un perfil de seguridad y tolerancia excelentes.
- Fenotipo agudizador bronquitis crónica: el primer escalón de tratamiento es la doble terapia broncodilatadora (LAMA+LABA) como en los pacientes con fenotipo agudizador con enfisema, por su capacidad de reducir las agudizaciones, pudiéndose combinar con otros fármacos: corticoides inhalados, mucolíticos, inhibidores de la fosfodiesterasa-4 (roflumilast) o macrólidos, cuando el control sea subóptimo.
- Fenotipo mixto (asma-EPOC): la primera opción de tratamiento en estos pacientes es la combinación de un broncodilatador de larga duración (LABA) con un corticoide inhalado con el objetivo de mejorar la función pulmonar y reducir los síntomas respiratorios y las exacerbaciones. Está contraindicado el tratamiento con LABA en monoterapia y asociar siempre un corticoide inhalado. En los casos de

mayor gravedad o con exacerbaciones a pesar del tratamiento combinado con LABA/CI, puede asociarse tiotropio (LAMA) y, si a pesar de esta triple terapia persisten las exacerbaciones frecuentes o hay expectoración crónica, podría asociarse roflumilast o teofilina.

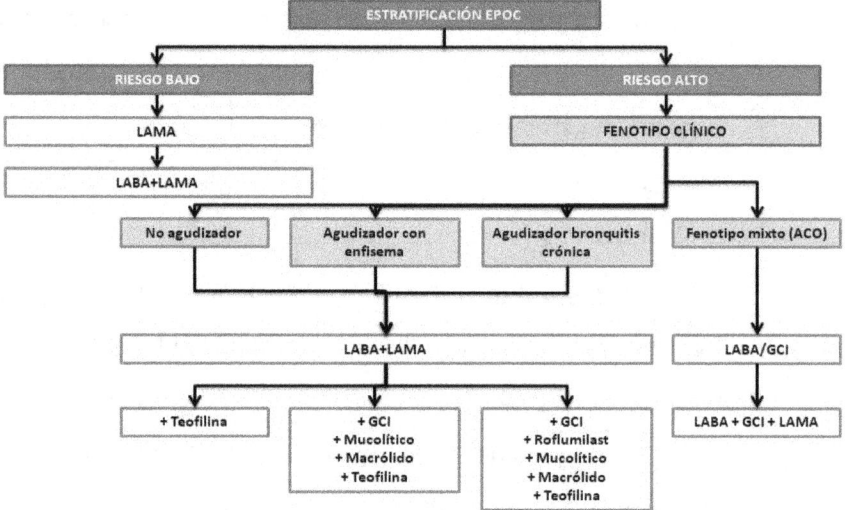

Figura 1: *Esquema terapéutico EPOC en fase estable. ACO: Fenotipo mixto asma-EPOC; GCI: Glucocorticoides inhalados; LABA: Long-acting beta-agonists; LAMA: Long-acting muscarinic agonists*

5. EXACERBACIONES EN EPOC

5.1 DEFINICIÓN

La agudización o exacerbación se define como un episodio agudo de inestabilidad clínica que acontece en el curso natural de la enfermedad y se caracteriza por un empeoramiento mantenido de los síntomas respiratorios (mayor disnea y tos, incremento del volumen y/o cambios de color del esputo) debido al aumento de la inflamación local y sistémica.

Muchas de las agudizaciones se presentan agrupadas por lo que se plantea la duda de si se trata de nuevos episodios o resoluciones incompletas de episodios anteriores. GesEPOC sugiere las siguientes definiciones (Figura 2):

- Fracaso terapéutico: se define como un empeoramiento de síntomas que se produce durante la propia agudización y que requiere un tratamiento adicional. La recuperación media después de experimentar una agudización es de aproximadamente 2 semanas.

- Recaída: cuando se produce un nuevo empeoramiento de síntomas entre la finalización del tratamiento de la agudización y las 4 semanas posteriores.

- Recurrencia: se produce cuando los síntomas reaparecen en un plazo inferior a un año desde la agudización precedente, después de un período de relativo buen estado de salud. Para ello se establece que deben haber transcurrido al menos 4 semanas después de completar el tratamiento de la agudización previa o bien 6 semanas desde que se iniciaron los síntomas.

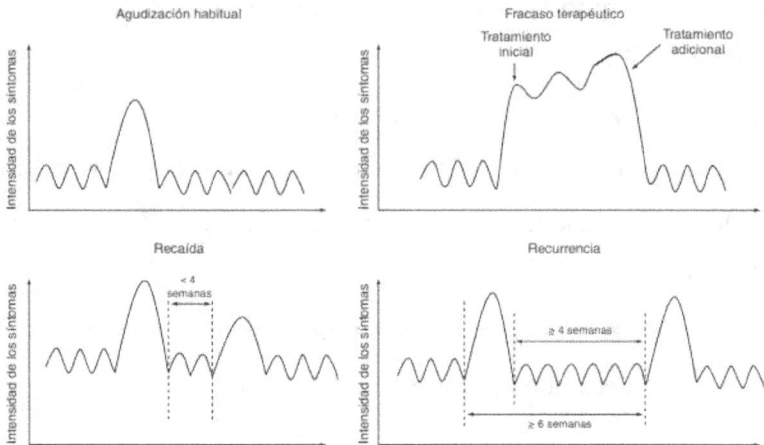

Figura 2: *Diferencia entre agudización, fracaso terapéutico, recaída y recurrencia. Extraído de guía GesEPOC 2017.*

5.2 DIAGNÓSTICO

Hay diversos pasos para caracterizar adecuadamente una agudización de EPOC. En primer lugar, se deberá confirmar que se trata de una agudización de la EPOC, descartando otros procesos que cursan con síntomas similares, como neumonía, embolia pulmonar, insuficiencia cardiaca, arritmia, traumatismo torácico, neumotórax o derrame pleural. La agudización viene definida como aquel paciente EPOC que presenta empeoramiento de síntomas respiratorios (disnea, expectoración, purulencia), habiendo pasado ≥ 4 semanas tras finalizar el tratamiento de la última agudización.

Una vez establecido que se trata de una agudización de la EPOC, se tratará de averiguar la causa y la gravedad. La Tabla 5 define los criterios de gravedad:

Tabla 5. CRITERIOS DE GRAVEDAD AGUDIZACIÓN EPOC	
Agudización muy grave (amenaza vital)	≥ 1 de los siguientes: - Parada respiratoria - Doisminución del nivel de conciencia - Inestabilidad hemodinámica - Acidosis respiratoria grave (pH < 7,30)
Agudización grave	≥ 1 de los siguientes y ninguno de amenaza vital: - Disnea 3-4 de la escala Mmrc - Cianosis de novo - Uso de musculatoria accesoria - Edemas periféricos de novo - $SatO_2$ < 90% ó PaO_2 < 60 mmHg - $PaCO_2$ > 45 mmHg (sin hipercapnia previa) - Acidosis respiratoria moderada (pH 7,30-7,35) - Comorbilidad significativa grave - Complicaciones (arritmias graves, insuficiencia cardiaca, etc.)
Agudización moderada	Cumple ≥ 1 de los siguientes y ninguno de los previos: - FEV1 basal < 50% Comorbilidad cardiaca no grave Historia de ≥ 2 agudizaciones en el último año
Agudización leve	No cumple ningún criterio previo

FEV1: Volumen espiratorio forzado en el primer segundo; mMRC: Escala de disnea modificada del Medical Research Council; $PaCO_2$: Presión arterial de dióxido de carbono; PaO_2: Presión arterial de oxígeno; $SatO_2$: Saturación de oxígeno

Se debe remitir a un paciente para valoración hospitalaria en los casos en los que se trate de una exacerbación grave o muy grave (según criterios anteriormente descritos), fracaso terapéutico en las exacerbaciones moderadas (falta de repuesta a tratamiento ambulatorio), pacientes con EPOC estable grave/muy grave y exacerbaciones frecuentes en el año previo, descartar otros diagnósticos (neumonía, neumotórax, embolia pulmonar...), apoyo domiciliario insuficiente y deterioro del estado general.

5.3 TRATAMIENTO DE LA EXACERBACIÓN A NIVEL HOSPITALARIO

A todos los pacientes atendidos en la urgencia hospitalaria se les debe realizar una adecuada historia clínica y una exploración física. Como pruebas complementarias se deben solicitar:

- Analítica de sangre: hemograma, bioquímica con electrolitos, función renal, glucemia, PCR...
- Gasometría arterial basal
- Radiografía de tórax
- ECG
- Análisis microbiológico del esputo
- Otras: Dimero, ProBNP, Troponina T...

Esta información permite establecer el diagnostico de EPOC y su gravedad decidiendo así la necesidad de hospitalización, oxigenoterapia y/o soporte ventilatorio.

El abordaje terapéutico en urgencias incluye: medidas generales, oxigenoterapia (con el objetivo de conseguir saturaciones por encima de 90-92% - importante no alcanzar saturaciones muy elevadas ya que aumentan el riesgo de hipercapnia), tratamiento broncodilatador, glucocorticoides sistémicos, antibioterapia y ventilación mecánica si fuera preciso.

5.3.1 Medidas generales

Es importante la monitorización cardiaca y la saturación de oxígeno para valorar la estabilidad hemodinámica y el grado de oxigenación del paciente. La posición recomendable del paciente en el box es sentado o semiincorporado.

5.3.2 Oxigenoterapia

Se aconseja utilizar la mínima FiO_2 para alcanzar una presión arterial de oxígeno superior a 60 mmHg o una saturación superior al 90% sin que se produzca una disminución menor de 30 del pH arterial. Para controlar que no se produzca un aumento no deseado de la $PaCO_2$ o un descenso del pH se recomienda realizar una gasometría arterial antes de iniciar la oxigenoterapia o ante variaciones en la FiO_2.

5.3.3 Tratamiento broncodilatador

De elección, usar los agonistas beta-2 de vida media corta, como el **salbutamol** (2,5-10 mg nebulizados). Pudiendo incrementar la dosis y frecuencia de administración hasta conseguir el efecto deseado. En caso de que no responda adecuadamente, añadir al tratamiento los anticolinérgicos de acción corta como el **bromuro de ipratropio** (0,5-1 mg cada 4-6 horas nebulizados).

En pacientes graves, el salbutamol se puede utilizar por vía intravenosa (media ampolla de 500 ug diluida en 100 ml a pasar en 15 minutos o perfusión de 5 ampollas de 500 ug en 250 ml de suero a pasar a 60 ml/hora, ajustando la dosis según la respuesta) o por vía subcutánea (una ampolla de 500 ug, media ampolla en cada brazo).

5.3.4 Glucocorticoides

Mejoran la función pulmonar, la disnea y los días de ingreso. En la exacerbación moderada, grave y muy grave se recomienda por vía intravenosaPrednisona 0.5 mg/kg/6-8 h, con un máximo de 40 mg o Hidrocortisona 100-200 mg cada 6-8 horas) durante cinco días y en las exacerbaciones leves se utilizarán cuando no evolucionen satisfactoriamente con el tratamiento inicial vía oral.

La Budesonida nebulizada (2 mg cada 6 horas) puede ser una alternativa válida a los corticoides orales en reagudizaciones.

5.3.5 Antibioterapia

Indicada en pacientes con esputo purulento, pacientes sin esputo purulento con aumento de la disnea y del volumen de esputo y pacientes que requieran ventilación mecánica (invasiva o no invasiva).

En el resto de los casos, la decisión debe ser individualizada.

Los principales factores etiológicos de las exacerbaciones son las infecciones de las vías respiratorias por bacterias y virus hasta en un 50-70% de los casos; en un 15-20% la causa es atmosférica y otras condiciones medio ambientales y hasta en un 1/3 no se puede identificar el agente etiológico. Las bacterias más frecuentes son *Haemophilus influenzae* seguido de *Streptococcus pneumoniae* y moraxellacatarrhalis. Sin embargo, en los pacientes más graves que reciben tratamientos antibióticos y corticoides orales se observa una mayor frecuencia de pseudomonaaeruginosa y enterobacterias. En el caso de los virus los más frecuentes son rinovirus, parainfluenza e influenza. Las tabla 6 muestra la antibioterapia de elección en las agudizaciones de EPOC.

GRAVEDAD	GÉRMENES	ATB ELECCIÓN	ALTERNATIVA
Agudización leve	H. influenzae S. pneumoniae M. catarrhalis	Amoxicilina-Clavulánico 87/125 mg/8 h VO 7 días ó 1-2 g/8 h IV 7 días	Cefditoren 200-400 mg/12 h VO 5 días Moxifloxacino 400 mg/24 h VO 5 días Levofloxacino 500 mg/12-24 h VO/IV 7 días
Agudización moderada	Los previos y S. pneumoniae resistente a penicilina Eterobacterias	Moxifloxacino 400 mg/24 h VO 5 días Levofloxacino 500 mg/24 h VO/IV 7 días	Amoxicilina-Clavulánico 875/125 mg/8 h VO 7 días ó 1-2 g/8 h IV 7 días
Agudización grave-muy grave sin riesgo de infección por *Pseudomona*	Igual que agudización moderada	Levofloxacino 500 mg/12-24 h VO/IV 7 días	Amoxicilina-Clavulánico 1-2 g/8 h IV 7 días Ceftriaxona 1-2 g/12-24 h IV 7 días Cefotaxima 1-2 g/6-8 h IV 7 días
Agudización grave-muy grave con riesgo de infección por *Pseudomona*	Igual que agudización moderada, *Pseudomona aeurginosa*	Levofloxacino 500 mg/12 h IV 7 días	Ceftazidima 2 g/8 h IV 7 días Piperacilina-tazobactam 4/0,5 g/6 h IV 7 días Imipenem 0,5-1 g/6-8 h IV 7 días Meropenem 0,5-1 g/6-8 h IV 7 días Cefepima 2 g/8 h IV 7 días

5.3.6 Ventilación mecánica no invasiva (VMNI)

Se trata de una opción terapéutica a considerar en pacientes que no mejoren con el tratamiento inicial y que cumplan criterios de indicación.

Indicaciones de VMNI (BiPAP)

- Disnea moderada o severa con uso de músculos accesorios.
- Acidosis respiratoria (pH < 7,35 y $PaCO_2$ > 45 mmHg.

- Taquipnea con frecuencia respiratoria > 25 respiraciones por minuto.

Contraindicaciones de VMNI:
- Parada cardiorespiratoria.
- Inestabilidad hemodinámica (taqui/bradiarritmias, hipotensión, infarto de miocardio)
- Coma o depresión severa de nivel de conciencia, excepto si es por hipercapnia y el paciente es capaz de ventilar.
- Alto riesgo de broncoaspiración (secreciones abundantes, vómitos...).
- Cirugía facial o gastroesofágica reciente.
- Imposibilidad de ajuste de interfase.
- Inadecuada colaboración del paciente.
- Quemaduras o traumatismos faciales recientes.

5.3.7 Ventilación mecánica invasiva (VMI)

Para decidir recurrir a VMI hay que tener en cuenta: la situación clínica del paciente, la posible reversibilidad de su situación clínica y los deseos del mismo. Indicaciones de VMI:
- Incapacidad para tolerar la VMNI o fracaso de la misma.
- Disnea severa con uso de musculatura accesoria y respiración paradójica abdominal.
- Frecuencia respiratoria > 35'. Acidosis severa pH < 7,25 que no mejora con tratamiento inicial.

- Parada cardiorespiratoria.
- Hipotensión, shock.
- Coma o depresión severa de nivel de conciencia.
- Complicaciones que condicionan un fracaso ventilatorio (neumonía, embolismo pulmonar, barotrauma, derrame pleural masivo, sepsis...)

5.4 CRITERIOS DE INGRESO HOSPITALARIO

- Agudización que no mejora a pesar del tratamiento en el Servicio de Urgencias.
- Existencia de comorbilidad grave o descompensada o mal estado general del paciente.
- Signos neurológicos debidos a hipercapnia y fatiga muscular: confusión, estupor o coma.
- Hipoxemia (PaO_2 < 40 mmHg), Hipercapnia ($PaCO_2$ > 60 mmHg) o empeoramiento o persistencia de acidosis respiratoria (pH < 7,25) a pesar de tratamiento adecuado.
- Necesidad de procedimientos diagnósticos o terapéuticos adicionales (dudas diagnósticas, hallazgos radiológicos, etc.)
- Inestabilidad hemodinámica o necesidad de fármacos vasopresores.
- Dificultades sociales que impidan el manejo domiciliario.

6. REFERENCIAS

- González del Castillo J, Candel FJ, de la Fuente J, Gordo F, Martín-Sánchez FJ, Menéndez R., et al. Manejo integral del paciente con exacerbación aguda de enfermedad pulmonar. Rev Esp Quimioter 2018;31(5):461-484
- Grupo de Trabajo de GesEPOC. Guía de Práctica Clínica para el Diagnóstico y Tratamiento de Pacientes con Enfermedad Pulmonar Obstructiva Crónica (EPOC) – Guía Española de la EPOC (GesEPOC). Versión 2017. Arch Bronconeumol. 2017;53(Supl 1):2-64. Disponible en: https://www.archbronconeumol.org/index.php?p=revista&tipo=pdf-simple&pii=S0300289617303691
- Menéndez R, Cantón R, García-Caballero A, Barberán J.Tres claves para seleccionar el antibiótico oral adecuado en las infecciones respiratorias Rev Esp Quimioter. 2019;32(6):497-515.

CAPÍTULO 9
MANEJO DE LA LUXACIÓN DE HOMBRO EN URGENCIAS

Paloma Sevilla Ortega, Amaia Aguirre Etxebarría, Ana Coral Laga Cuen, Noelia Pardina Lanuza, Ignacio Puyuelo Jarne, Natalia Álvarez Bandrés, Manuel Malillos Torán

1. INTRODUCCION

La articulación glenohumeral es la más móvil del cuerpo y la diartrosis que más frecuentemente se luxa. El 45-50% de todas las luxaciones asientan en el hombro, siendo por tanto una lesión frecuentemente atendida en los servicios de Urgencias. Requiere una atención médica inmediata, por lo que el diagnóstico precoz y el empleo de maniobras apropiadas de reducción evitarán complicaciones derivadas de un manejo inadecuado de este tipo de lesiones.

A propósito de un caso clínico real, se realiza una revisión de la bibliografía publicada en los últimos años sobre inestabilidad glenohumeral, incidiendo en el manejo que se debe llevar a cabo desde Urgencias.

2. CASO CLÍNICO

Varón de 77 años que acude a Urgencias el 01/10/19 por dolor e impotencia funcional en hombro derecho. Refiere caída de la bicicleta con traumatismo en ese hombro. Como antecedentes de interés presenta hipertensión, diabetes mellitus tipo 2 e hiperplasia benigna de próstata; en tratamiento médico actual con Enalapril 20 mg, Sitagliptina 50 mg y Dutasteride/hidrocloruro de tamsulosina 0,5 mg/0,4 mg. Sin alergias a fármacos conocidas.

Paciente con buen estado general, consciente, orientado y afebril. A la exploración física, actitud del miembro superior derecho en ligera abducción (ABD) y rotación externa (RE). Deformidad en charretera en hombro derecho e impotencia funcional del mismo. Dolor a la palpación en articulación glenohumeral que se exacerba con la movilización. No alteraciones de sensibilidad en cara lateral y posterior del hombro. A nivel distal, adecuada perfusión de dedos, pulsos presentes y simétricos y sensibilidad conservada.

Se solicitan radiografías anteroposterior (AP) y axilar de hombro derecho, observándose una luxación glenohumeral anteroinferior, sin fracturas asociadas ni otros signos de patología ósea aguda (Figura 1).

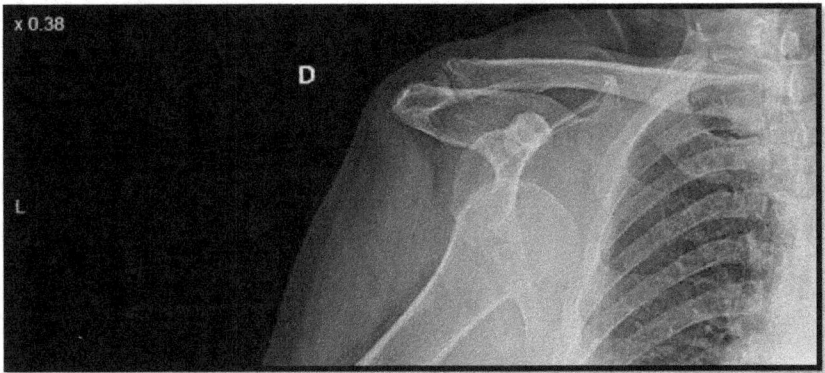

Figura 1: Radiografía AP hombro derecho diagnóstica: luxación glenohumeral anteroinferior

Se procede a reducir de forma cerrada la luxación con anestesia intrafocal usando mepivacaína al 2%. Para ello se coloca al paciente en decúbito supino (DS) y se emplea la maniobra de Kocher: sujetando la extremidad superior derecha con el codo en flexión, se aplica tracción sostenida y se rota el brazo externamente hasta notar un "chasquido", sugestivo de que la cabeza del húmero ha vuelto a su lugar. Se inmoviliza con un cabestrillo simple con el brazo en aducción (ADD) y rotación interna (RI); y se solicita una nueva radiografía de control (Figura 2) observando correcta reducción articular. Tras la reducción se comprueba de nuevo el correcto estado neurovascular de la extremidad afecta.

Como tratamiento médico al alta se pauta analgesia con Paracetamol comprimidos de 1 gr cada 8 h, alternando con Metamizol comprimidos 575 mg cada 8 h si precisa por mayor dolor. Además, se cita en consultas externas (CEX) de Traumatología en 2 semanas para valorar evolución.

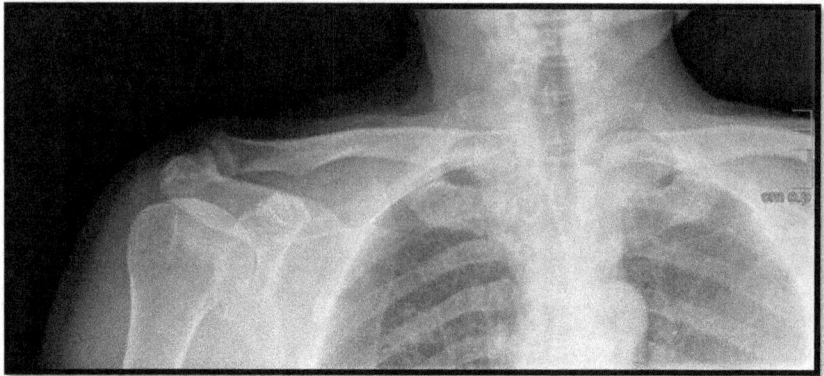

Figura 2: *Radiografía AP hombro derecho de control postreducción: articulación correctamente reducida y sin fracturas asociadas*

A las 2 semanas acude a CEX de Traumatología. Lleva el cabestrillo, no refiere dolor y presenta escasa molestia. El balance articular (BA) en este momento es: antepulsión (AP) 90°, ABD 90°, RE 60° y RI 40°. El balance muscular (BM) es de 4/5 en la escala de Daniels, que corresponde a la realización de movimientos en contra de gravedad y resistencia moderada. Se realiza un nuevo control radiológico (Figura 3) en el que se mantiene reducida la articulación.

Ante la buena evolución, se decide mantener tratamiento conservador una semana más con inmovilización con cabestrillo.

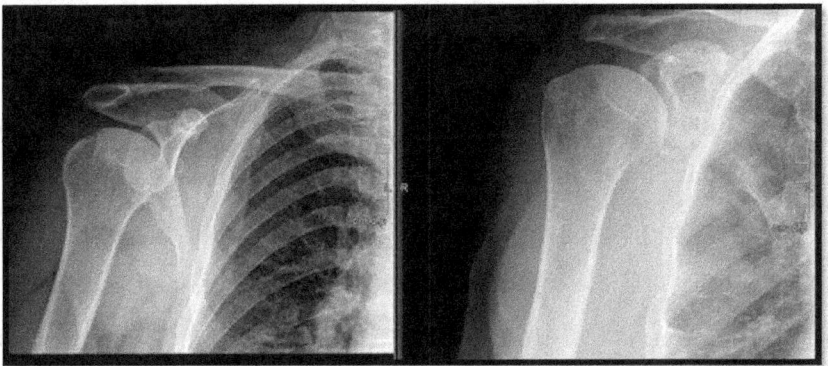

Figura 3: Radiografías hombro derecho tras 2 semanas desde luxación aguda: articulación reducida

A las 3 semanas del episodio, acude a nueva cita en CEX. Se retira el cabestrillo. A la exploración física presenta BA y BM sin cambios. Se realiza último control radiológico (Figura 4), que resulta similar a los previos. En este momento se inicia tratamiento rehabilitador explicando ejercicios pendulares a realizar en su domicilio y se solicita interconsulta al Servicio Rehabilitación para lograr recuperación funcional del hombro.

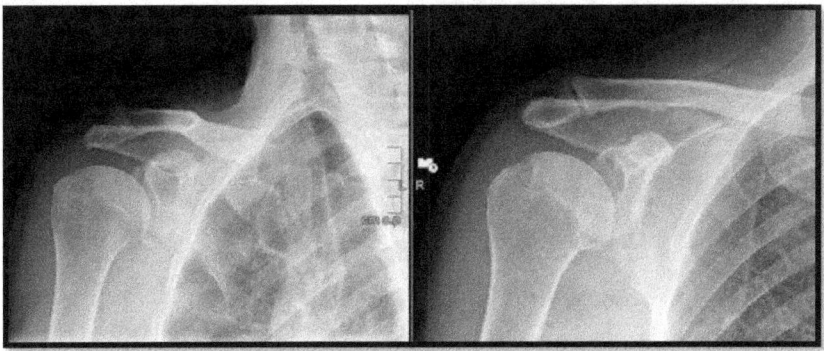

Figura 4: Radiografías hombro derecho de control a las 4 semanas

En rehabilitación se pauta tratamiento con objetivo de mejorar balance articular, fuerza y propiocepción.

Tras un total de 39 sesiones, el paciente vuelve a consultas de rehabilitación con notable mejoría del BM (ahora 5/5; es decir, movimientos completos en contra de gravedad y total resistencia) y BA (AP 130°, ABD 120°, RE completa y RI 50°). Se recomienda continuar con ejercicios domiciliarios siendo dado de alta por parte de servicios Traumatología y Rehabilitación.

3. DISCUSIÓN

3.1 ETIOLOGÍA Y EPIDEMIOLOGÍA

La articulación descrita con más episodios de luxación es la glenohumeral, con dos picos de incidencia: 2ª y 6ª décadas de la vida. Su incidencia en la población general se estima entre el 1 y 2%.

La estabilidad articular del hombro depende factores estáticos (geometría articular, labrum glenoideo, cápsula y ligamentos, una presión intraarticular negativa y fenómenos de adhesión/cohesión) y dinámicos (músculos rotadores y tendón del bíceps). El fallo de cualquiera de ellos puede facilitar los episodios de luxación.

3.2 CLASIFICACIÓN

Las luxaciones glenohumerales se clasifican según: grado de inestabilidad, cronología, intencionalidad, dirección y etiología.

En cuanto al grado de inestabilidad, hay que diferenciar entre subluxación – aquel desplazamiento sintomático de la cabeza humeral sobre la cavidad glenoidea sin separación completa de las superficies articulares - y luxación - en la que la separación entre carillas articulares es total.

Atendiendo a la cronología, existen luxaciones congénitas, agudas (< 72 horas), crónicas (> 72 horas), inveteradas (aquellas que han permanecido sin diagnosticar al menos 3 semanas) y recidivantes (varios episodios repetidos de inestabilidad).

Según intencionalidad, voluntarias, típicamente asociadas a trastornos de la personalidad; e involuntarias.

Por su dirección, unidireccionales (anteriores, posteriores, inferiores o erectas o superiores); y multidireccionales. De todas ellas, la luxación anterior subcoracoidea (o glenohumeral anteroinferior) es la más frecuente.

Por último, en referencia a la etiología y de forma simplificada, hay luxaciones traumáticas (conocidas con el término anglosajón *TUBS*) y atraumáticas (*AMBRI*). Las primeras se asocian a traumatismos desencadenantes, suelen ser unilaterales y unidireccionales, asociar lesiones cápsulo-ligamentosas y requerir cirugía. Las atraumáticas o se deben a hiperlaxitud o son congénitas; típicamente multidireccionales, se presentan en pacientes más jóvenes (2ª y 3ª décadas); y necesitan largos períodos de rehabilitación como tratamiento.

3.3 DIAGNÓSTICO

Una historia clínica correcta requiere definir el mecanismo lesional junto a la existencia o no de traumatismo desencadenante, la dirección de la luxación, y determinar si se trata de un episodio traumático agudo o una inestabilidad recurrente.

Si existe un traumatismo desencadenante, éste será directo en la mayoría de los casos. El paciente referirá una caída apoyando el codo o la mano y, según sea la posición del brazo, causará luxación en una dirección u otra. Más excepcionalmente el golpe será indirecto, o por contracción muscular, típica de electrocuciones o crisis epilépticas, y normalmente asocia luxaciones posteriores.

A la exploración física:

- La luxación anterior se caracteriza por dolor intenso, existencia de un hueco en la parte posterior por debajo del acromion y prominencia de este ("hombro en charretera"); y brazo en ligera ABD y RE.
- La luxación posterior puede pasar desapercibida en la valoración inicial, ya que la deformidad no suele ser tan llamativa. El signo de sospecha es una limitación a la RE, con el brazo en ADD y RI. Al comparar con el lado contralateral, existirá una prominencia posterior y redondeamiento del hombro afectado.
- La inestabilidad recurrente es más típica en pacientes jóvenes con tendencia a oponerse a la ABD, RE y extensión del hombro afectado.

Además hay que valorar siempre la situación neurovascular, sobre todo la de la arteria axilar y el nervio axilar o circunflejo en las luxaciones anteriores. La evaluación nerviosa implica comprobar la sensibilidad de la cara lateral y posterior del hombro y brazo afectados y la capacidad/incapacidad del paciente para levantar el brazo en ABD.

Existen distintas maniobras de exploración útiles en el diagnóstico, algunas de las cuales se resumen en el siguiente cuadro (Tabla 1):

Tabla 1. MANIOBRAS DE EXPLORACIÓN EN INESTABILIDAD GLENOHUMERAL	
Prueba de load and shift y Prueba del cajón	Ambas consisten en desplazar la cabeza humeral hacia delante y detrás en un plano perpendicular a la escápula; y ver la posición de la misma respecto al reborde glenoideo.
Prueba del surco	Al traccionar hacia abajo del miembro afectado, aparece un surco debajo del acromion. Positiva en laxitud inferior.
Pruebas de aprensión	Se basan en hacer ABD, extensión y RE del brazo. Positivas si el paciente impide seguir con el test por miedo a una luxación.
Test de recolocación	Partiendo desde la posición de aprensión, al presionar el húmero hacia posterior el miedo desaparece y el paciente tolera una mayor RE.
Test de la sorpresa	Es la maniobra más exacta para diagnosticar inestabilidad. Al aplicar ABD y RE mientras presionamos el húmero hacia posterior y soltar repentinamente esta presión posterior, se busca la aparición súbita de aprensión.
Jerk test	Con el brazo en AP, se empuja el codo hacia atrás. Positiva al notar un clunk, en laxitud posterior.
Test de hiperabducción de Gagey	Positiva si abducción glenohumeral > 105° o diferencia respecto a hombro sano > 20°; en laxitud inferior.
Test de tirar y empujar	Con el codo en flexión, se empuja y tira de la cabeza humeral hacia detrás y delante. Positiva en laxitud posterior.

En cuanto a las pruebas complementarias, de inicio hay que solicitar una radiografía simple diagnóstica. Con una peculiaridad, y es que la cavidad glenoidea se abre hacia delante con un ángulo de 45°; por eso no se recomiendan radiografías en proyecciones AP y transtorácicas convencionales, sino en el plano de la escápula (AP en RI y RE, y axilar), pues existe superposición entre la cabeza humeral y la glenoides.

Otras pruebas de utilidad son la TAC, para determinar el tamaño y localización de los defectos del reborde glenoideo y de la cabeza humeral; y la RMN, que diagnostica lesiones del manguito rotador, cápsula glenohumeral y rodete glenoideo. Además, la artro-RM con contraste intraarticular, que actualmente se considera *gold estándar* para valorar las partes blandas previamente a una artroscopia; y la ecografía, alternativa a la RMN en centros que no disponen de ella, aunque su sensibilidad es operador-dependiente.

3.4 COMPLICACIONES

3.4.1 Luxación anterior

La *recidiva de la luxación* es la complicación más frecuente. Se da más en varones jóvenes (< 20 años); Ni el tiempo ni la forma de inmovilización tras el primer episodio influyen en el riesgo de recurrencia.

De las *lesiones óseas* asociadas, hay que destacar la lesión de Hill-Sachs. Consiste en una fractura impactada de la cabeza humeral en el reborde posterior, y aumenta el riesgo de inestabilidad recidivante. Entre las *lesiones capsuloligamentosas*, la de Bankart, una avulsión de la cápsula y labrum antero-inferior de la cavidad glenoidea.

Las *lesiones vasculares* se dan más en ancianos, a nivel de la arteria axilar o alguna de sus ramas. Pueden lesionarse tanto en el momento de la luxación como en el de la reducción (con la simple tracción en ancianos o al realizar maniobras bruscas forzadas en jóvenes). También las *lesiones nerviosas* se dan con más frecuencia a mayor edad y cuanto más tiempo permanezca luxado el hombro. El nervio más frecuentemente lesionado es el nervio axilar.

Otra complicación es la *rotura del manguito rotador*, que se presenta con dolor y debilidad a la RE y abducción. Estará indicada la ecografía o RMN en pacientes > 40 años, con desplazamiento inicial apreciable de la cabeza humeral, y los que tienen recuperación lenta de funciones activas tras luxación.

A la coexistencia de una luxación anterior del hombro, desgarro del manguito rotador y lesión del plexo braquial se le conoce como *triada terrible del hombro*. Lo sospecharemos al observar una recuperación lenta postreducción, con impotencia funcional del deltoides. En tal caso, habrá que confirmar con ENG (electroneurograma) a las 3-4 semanas. Lo más frecuente es que se trate de una neuroapraxia, cuyo tratamiento es la simple vigilancia (suelen recuperarse en 10 semanas; en caso contrario mal pronóstico)

Por último, la *rigidez* residual: más cuanto mayor sea la edad del paciente y en inmovilizaciones prolongadas.

3.4.2 Luxación posterior

Las *fracturas* del reborde glenoideo posterior y del húmero proximal son relativamente frecuentes. En este tipo de luxaciones hablaremos de Hill-Sachs invertido o lesión de McLaughlin para definir a la fractura impactada de la parte anterior de la cabeza humeral; y de Bankart invertido para la avulsión de la zona postero-inferior del labrum. Las *lesiones neurovasculares* y del *manguito rotador* se darán rara vez, mientras las *recidivas* si serán muy frecuentes, sobre todo en luxaciones atraumáticas o con grandes defectos óseas del húmero y cavidad glenoidea.

3.5 TRATAMIENTO

3.5.1 Reducción cerrada e inmovilización

Toda luxación aguda debe reducirse tan pronto como sea posible y con el mínimo traumatismo. Tras confirmar el diagnóstico por imagen, se realiza reducción cerrada con el paciente relajado, con o sin anestésico intraarticular o sedación.

- Luxación anterior aguda

Existen distintas técnicas de reducción cerrada, pero todas basadas en el principio de tracción (*ej: Hipócrates, Stimson, FARES*) y palanca (*ej: Kocher, Milch*) **(Figuras 6 y 7)**. Los estudios publicados que las comparan no demuestran clara superioridad de una de ellas sobre las demás.

MÉTODO DE KOCHER: Con el paciente en DS (decúbito supino) y sujetando el miembro luxado con el codo flexionado y brazo en ADD contra el cuerpo, se aplica tracción sostenida y se rota el brazo externamente con lentitud. El hombro suele reducirse con una sensación de "chasquido" durante la RE; si no sucede, colocarlo en ADD y RI con cierta rapidez hasta que la mano alcance el hombro opuesto.

MÉTODO DE MILCH: El paciente se coloca en DS. Se fija la cabeza humeral con el pulgar. Luego se realiza ABD y RE suave del brazo por encima de la cabeza del paciente. Se consigue así relajación del manguito rotador y reducción atraumática de la cabeza humeral.

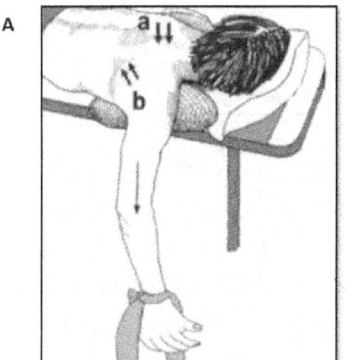 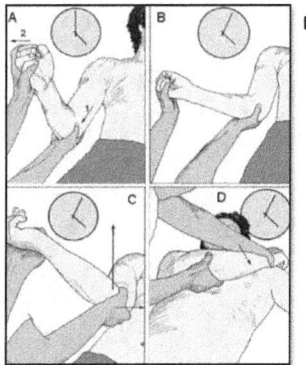

Figura 5: Maniobras de reducción cerrada: Kocher (A) y Stimson (B)

MÉTODO HIPOCRÁTICO: Método clásico. El talón del médico se sitúa en la axila del paciente en DS (con cuidado para no lesionar el paquete vasculonervioso) y se tracciona del brazo con discreta RI.

MÉTODO DE STIMSON (DE TRACCIÓN GRAVITATORIA): Con el paciente en decúbito prono, se coloca un saco de arena bajo la clavícula y se deja colgando el brazo sobre el borde de la camilla, atado a un peso en la muñeca (2-3 kg) que ejerce tracción. Así el hombro se reducirá espontáneamente.

MÉTODO DE TRACCIÓN-CONTRATRACCIÓN: En DS y un ayudante que haga contratracción, se tracciona, abduce y rota externamente hasta que la cabeza vuelve a su posición inicial.

MÉTODO FARES (FAst, REliable and Safe): En posición DS, se aplica tracción axial sin contratracción asociado a oscilación vertical. El brazo se abduce hasta los 90°, momento en el que se rota externamente sin dejar de abducir, traccionar ni oscilar. La reducción o curre a los 120°.

El fracaso de reducción cerrada con sedación es indicación de reducción cerrada en quirófano bajo anestesia general.

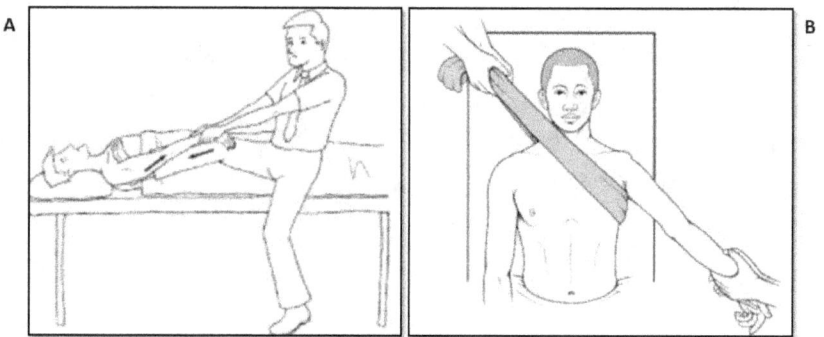

Figura 6: *Maniobras de reducción cerrada: Tracción-Contratracción (A) e Hipocrático (B)*

Una vez reducida la luxación, se procederá a inmovilizar el miembro afectado en ADD y RI, usando un cabestrillo simple. En pacientes jóvenes (< 30 años) se mantendrá unas 2-5 semanas; en mayores (> 30 años) 2 semanas, iniciando ejercicios de rehabilitación a la semana de la luxación para evitar rigideces.

- Luxación posterior aguda

Se coloca al paciente en DS realizando una RI con el brazo en ADD. Muchas veces con eso es suficiente; si no, se añade tracción con el brazo en ADD paralela a la deformidad a la vez que se eleva la cabeza humeral para introducirla en la fosa glenoidea.

Si en las radiografías previas se observase bloqueo de la cabeza en la parte posterior de la glena, hay que combinar tracción distal del brazo con tracción lateral de su parte superior. Nunca realizar RE porque se pueden producir fracturas.

Si tras la reducción permanece estable, cabestrillo 3 semanas y fisioterapia. Se planteará cirugía si la tuberosidad menor está fracturada y desplazada, si existe una fractura importante en el reborde posterior glenoideo, si la luxación es irreductible con métodos cerrados o si se reduce pero queda inestable.

- Luxación crónicas y recidivantes

Por lo general requerirán reducción abierta, pues la cerrada es muy difícil. Reducida la luxación e inmovilizado el miembro, se realizará un nuevo control radiográfico.

3.5.2 Cuidados en el periodo de protección

Tras la retirada de la inmovilización, el paciente comenzará fisioterapia con ejercicios isométricos progresivos que fortalezcan los músculos rotadores internos y externos. A las 6 semanas se recomienda natación, para potenciar la resistencia y coordinación. A los 3 meses se debe haber recuperado prácticamente la flexión y rotación completas, siendo capaz de realizar ejercicios más violentos.

4. CONCLUSIÓN

La luxación glenohumeral es una patología frecuente y está considerada como emergencia en los servicios de Urgencias. La clave para una reducción rápida y eficaz a la vez que segura es la relajación del paciente y una analgesia adecuada. La elección de la técnica de reducción depende de las características del paciente y de la familiaridad del médico con la maniobra.

5. REFERENCIAS

- Belinchon E, Belinchon A, Martinez A, Nogués S. Experiencia en el empleo de anestesia regional para la reducción de las luxaciones de hombro en urgencias. Emergencias 2011;23:303-306.
- Helfen T, Ockert B, Pozder P, Regauer M, Haasters F. Management of prehospital shoulder dislocation: feasibility and need of reduction. Eur J Trauma Emerg Surg. 2016;42(3):357-362. doi: 10.1007/s00068-015-0545-5.
- Khiami F, Gerometta A, Loriaut P. Management of recent first-time anterior shoulder dislocations. Orthop Traumatol Surg Res. 2015;101(1 Suppl):S51-57. doi: 10.1016/j.otsr.2014.06.027.
- Martinez AA, Calvo A, Domingo J, Cuenca J, Herrera A, Malillos

M. Allograft reconstruction of segmental defects of the humeral head associated with posterior dislocations of the shoulder. Injury. 2008; 39(3):319-322. doi: 10.1016/j.injury.2007.11.017.

- Perez Exposito RE, Ruiz Iban MA, Díaz Heredia J, Ruiz Diaz R, Vega RM, Cuellar A. Manejo inicial del paciente con luxación anterior de hombro. Rev Esp Artrosc Cir Articul. 2017;24(1):101-116.

- Samitier G, Prada A, Gomez D. Inestabilidad articular. En: Gomez Barrena E, Cordero Ampuero J, editores. Sociedad Española de COT (SECOT). Traumatología y Ortopedia. Generalidades. 2ª ed. Madrid: Panamericana;2010:245-255.

- Takase F, Inui A, Mifune Y, Muto T, Harada Y, Kokubu T, et al.. Concurrent rotator cuff tear and axillary nerve palsy associated with anterior dislocation of the shoulder and large glenoid rim fracture: A "terrible tetrad". Case Rep Orthop. 2014;2014:322968. doi: 10.1155/2014/312968.

- White T, Mackenzie S, Gray A. Humerus. En: McRae R. Orthopaedic Trauma and Emergency Fracture Management. 3rd ed. Edinburgh: Elsevier; 2015:257-280

- Youm T, Takemoto R, Park BK. Acute management of shoulder dislocations. J Am Acad Orthop Surg. 2014;22(12):761-771. doi: 10.5435/JAAOS-22-12-761.

CAPÍTULO 10
MANEJO EN URGENCIAS DEL PACIENTE PALIATIVO

Álvaro Casado Iglesias, Eduardo Esteban Zubero

1. INTRODUCCIÓN

En los últimos años, se está produciendo un aumento de las enfermedades crónicas y en especial del cáncer. En España las muertes por cáncer suponen un 25% del total de fallecimientos. Los cuidados paliativos se definen como cuidados avanzados para el final de la vida y se centran en el control de síntomas que aparecen en pacientes con enfermedades terminales y una esperanza de vida inferior a seis meses.

Los síntomas que se tratan en cuidados paliativos son muy diversos y la causa de asistencia a urgencias de estos pacientes es variada. Lo más común es dolor, náuseas y vómitos, alteraciones neurológicas por delirium o compresión nerviosa, hemorragias, tos, estreñimiento... El médico de urgencias debe estar preparado para atender a estos pacientes, sin olvidar su patología de base y que ciertos tratamientos pueden interferir con el tratamiento activo del cáncer. Además, se debe buscar un manejo rápido del síntoma para alcanzar una calidad de vida adecuada o prevenir un desenlace traumático para el paciente como para la familia.

Dentro de las medidas terapéuticas hay cinco principios que se deben valorar antes de iniciar un tratamiento:

- Evaluar antes de tratar y buscar un posible mecanismo fisiopatológico que explique el síntoma. Es más fácil tratar una enfermedad o síntoma si sabemos cómo se produce y que cambios se dan en el organismo.
- Explicar tanto al paciente como a los acompañantes, la posible etiología del síntoma, así como las medidas a aplicar. Valorar su opinión y recordar los principios de autonomía y no maleficencia.
- Las medidas terapéuticas son mixtas, mediante tratamientos farmacológicos y no farmacológicos. Cuidar la comida, técnicas posturales, hidratación de piel y mucosas...
- Monitorizar el síntoma para conocer su progresión. Uso de constantes vitales, técnicas de imagen, cuestionarios validados y anamnesis. Ante cambios no explicados o nuevos síntomas reevaluar al paciente de forma completa.
- Atender los pequeños detalles (compañía de la familia, intimidad, iluminación de la sala, comida, efectos secundarios...), mejoran la calidad de vida y aumentan el umbral del dolor.

2. ABORDAJE DE SÍNTOMAS

Vamos a analizar los síntomas que puede presentar un paciente paliativo en el Servicio de Urgencias. Al final del presente capítulo, presentamos una tabla con los fármacos así como su dosis de administración (Tabla 1).

2.1 DOLOR

El dolor es el síntoma más frecuente en cuidados paliativos. Para su evaluación la escala más usada es la Visual Analogic Scale (VAS) que valora del 0 al 10 la intensidad del dolor. Se debe conocer las características del mismo (óseo, somático, neurológico, incidental, psiquiátrico...) para poder dar un tratamiento dirigido. Se usa la escalera analgésica de la Organización Mundial de la Salud (OMS) que tiene tres escalones:

- **Primer escalón (VAS 0-3):** Antinflamatorios no esteroideos (AINES) con +/- coadyuvantes. El más usado en este escalón es el paracetamol (1 g/6-8 h) y el ibuprofeno (600 mg/6-8 h). Se pueden usar también otros AINES como el naproxeno (550 mg/12 h), diclofenaco (50 mg/8 h p.o. ó 75 mg/12h im), ketorolaco (10 mg/6h p.o. ó 30 mg/12h im) o metamizol (575 mg/6 h p.o. ó 2 g/8 h iv o im). Se debe pautar profilaxis del ulcus gástrico mediante omeprazol (20 mg/24 h) o pantoprazol (40 mg/24 h).

- **Segundo escalón (VAS 4-7):** Opioides débiles con +/- coadyuvantes y apoyados de fármacos del primer escalón. En este segundo escalón se encuentran la codeína (40 mg/6 h p.o.), tramadol (50 mg/6 h) y tapentadol (50 mg/12 h p.o.). Se deben pautar de forma simultanea laxantes osmóticos como profilaxis del estreñimiento, lactulosa (15-30 ml/24 h p.o.) pero descartando la presencia actual de estreñimiento que requerirá de enema vía rectal o desimpactación manual previa.

- **Tercer escalón (VAS 8-10):** Opioides mayores con +/- coadyuvantes y apoyados de fármacos del primer escalón. NO ASOCIAR A OPIOIDES MENORES. En este grupo se encuentra la morfina, que se usa como fármaco de inicio (10 mg/4h p.o. ó 5 mg/4h iv). También se encuentra los parches de fentanilo (1 parche 25 mcg/72h) y la oxicodona (10 mg/12h p.o.). La morfina tiene un inicio de acción de 10-15 min (vía IV) y una vida media de 4h. Pautar siempre profilaxis del estreñimiento y vigilar náuseas y vómitos. Realizar ajuste de dosis si fuera necesario.

Hay una serie de **fármacos coadyuvantes**, que son:

- Corticoides: De indicación en dolor por compresión nerviosa, visceral o aumento de la presión intracraneal. El fármaco de primera línea es dexametasona (4 mg/24 h iv) en procesos leves y en caso de compresión medular o síndrome vena cava superior (16-40 mg/24 h iv). Ajustar dosis si el paciente recibía tratamiento previo con corticoides, y según causa de administración.

- <u>Amitriptilina</u>: De eficacia en el dolor disestesico (25-75 mg/24 h p.o.) Iniciar con dosis de 10-25 mg/24 h y subir según tolerancia cada 3-7 días.
- <u>Gabapentina</u>: Fármaco de elección como coadyuvante, reduce la necesidad de otros analgésicos (300 mg/24 h p.o.) Iniciar con 300 mg/24 h, segundo día 300 mg/12 h y continuar después con 300 mg/8 h.
- <u>Diazepam</u>: Útil en el dolor por espasmos musculares (2-10 mg/6-8 h p.o. o iv)
- <u>Clorpromacina</u>: Uso en el dolor tenesmoide (75 mg/8 h p.o.). Iniciar los primeros días con dosis de 25-50 mg/24 h para comprobar tolerancia. En via parenteral, usar la mitad de dosis.
- <u>Medidas no farmacológicas</u>: Buscar posturas antialgicas, pautar dosis de rescate en caso de mal control, acompañamiento familiar. En caso de dolor por compresión, valorar aplicar radioterapia paliativa.

2.2 ESTREÑIMIENTO

Se define como la expulsión de heces con una frecuencia inferior a 3 veces por semana, que cause dolor o requiera de maniobras manuales para su expulsión. Afecta al 60% de los pacientes en paliativos y se debe a una etiología multifactorial, siendo el más común un efecto secundario de los opioides. Se debe conocer la fecha de la última deposición previamente a aplicar medidas terapéuticas, ya que no se deben pautar laxantes en caso de no haber realizado deposición recientemente.

- **Prevención**: Aumento de la cantidad de fibra no soluble en la dieta (vegetales, frutas, hidratación abundante...) y medidas de confort (uso de WC privado, intimidad). Si las heces son blandas, pero la deposición es con poca frecuencia se usa senosidos (12-72 mg/24 h p.o.). En caso de heces duras, osmóticos como lactulosa (15-30 ml/24 h p.o.) o lubricantes como la parafina liquida (15-45 ml/24 h p.o.). En caso de opioides y/o carcinomatosis peritoneal no usar formadores de bolo.

- **Estreñimiento instaurado**: Realizar tacto rectal y en caso de impactacion realizar maniobras manuales que favorezcan su resolución. En este caso se usan enemas o supositorios de glicerina para la limpieza del colon. Tras resolver el cuadro se debe tratar su etiología e instaurar una prevención.

2.3 NÁUSEAS Y VÓMITOS

Se asocian a efectos secundarios de los tratamientos para el cáncer, opioides, metástasis óseas, hipertensión intracraneal, hipercalcemia o compresión gástrica. Se debe conocer su etiología para poder dirigir el tratamiento hacia la estructura afectada. En caso de ser de gran volumen sugieren obstrucción intestinal alta de causa intrínseca o extrínseca.

- **Farmacológicas**: Antieméticos y valorar procineticos (No dar en caso de obstrucción intestinal). Haloperidol (2 mg/24 h vo o sc), metoclopramida (5-10 mg/6-8 h p.o. o iv), domperidona (10 mg/8 h p.o.). En caso de vómitos persistentes la primera dosis se debe dar vía parenteral para asegurar el efecto del fármaco. Asegurar la hidratación del paciente con fluidoterapia y el equilibrio acido-base vigilando una posible alcalosis metabólica.
- **No farmacológicas**: En caso de obstrucción intestinal total, colocar sonda nasogástrica con aspiración continua. Facilitar al paciente una higiene personal adecuada, así como la hidratación de la mucosa oral. En caso de hematemesis valorar sedación terminal (ver apartado 2.13).

2.4 DISNEA

Inicia en casos de enfermedad avanzada y causa gran ansiedad en el paciente, se refiere como una "sed de aire". Buscar causas orgánicas que lo produzcan y realizar una gasometría arterial para conocer el estado de oxigenación del paciente.

- **Farmacológicas**: Morfina (5 mg/4 h vo ó 2,5 mg/4 h sc) +/- clorpromacina (25 mg/24 h). En caso de obstrucción de vía aérea, dexametasona (4 mg/8 h).
- **No farmacológicas**: Administrar aire fresco, ejercicios respiratorios, acompañamiento familiar, humedecer mucosas.

2.5 SOFOCACIÓN

Obstrucción aguda de la vía aérea que condiciona disnea intensa y alteración de la oxigenación del paciente. Requiere de una atención urgente y acompañamiento de la familia y personal médico hasta el fallecimiento. Se realiza sedación terminal con midazolam (20-40 mg/bolo im o iv) o diazepam (5-20 mg/bolo iv o rectal). Valorar añadir butilbromuro de hioscina (20 mg/6 h s.c.) o escopolamina (0,5-1 mg/5 h s.c.) para las secreciones y morfina para la disnea.

2.6 HEMORRAGIA MASIVA

Se define como la perdida inmediata >250ml de sangre por cualquier zona corporal (incluida la hematemesis, hemoptisis o rectorragia). Se debe realizar una sedación terminal con midazolam o diazepam (apartado 2.13) y controlar la ansiedad con paños de color verde o azul. Es importante el acompañamiento familiar debido al efecto de la sangre. En caso de disnea, administrar morfina (5-10 mg/dosis sc o iv). En caso de hemoptisis discontinua, pero cantidad elevada, valorar ácido tranexamico (500 mg/8 h iv) durante 3 días y aerosoles de adrenalina 1/1000 diluida en suero fisiológico. Suspender anticoagulantes y AINES. La propia hemorragia, disminuirá la conciencia del paciente por el shock hipovolémico.

2.7 CONVULSIONES

Las convulsiones en el paciente oncológico-terminal son de gran impacto para la familia, ya que suelen ser tonico-clonicas y es común el estatus epiléptico. Se aconseja realizar TAC de urgencia para valorar etología, así como comprobar una posible invasión tumoral del sistema nervioso. En urgencias se controlan mediante benzodiacepinas, como diazepam (5-10 mg/bolo iv lento o rectal), midazolam (10 mg/bolo iv o sc lento) hasta controlar las crisis. Si en la prueba de imagen se confirma invasión tumoral o compresión nerviosa, administrar dexametasona (4 mg/6 h). En caso de alta médica, pautar anticonvulsionantes en dosis suficiente para alcanzar niveles plasmáticos. Salvo contraindicación, el fármaco de elección es fenitoina, con una dosis de carga (100 mg/1 h iv) y dosis pautada (100 mg/8 h p.o.).

2.8 HEMATURIA

Con un sangrado mínimo es suficiente para manchar la orina y teñirla de color rojo, lo que ocasionara ansiedad para el paciente. En caso de sangrado continuo se colocará una sonda de lavado vesical con suero frio. Si el sangrado es discontinuo, se puede utilizar ácido tranexamico (500 mg/8 h iv) durante 3 días. En el caso de hematuria importante con salida de sangre fresca, aplicar protocolo de hemorragia masiva (véase apartado 2.6).

2.9 HIPERCALCEMIA

Se asocia a pacientes con lesiones tumorales o metástasis óseas. La instauración brusca ocasiona debilidad, obnubilación y alteraciones de la conducta. Es importante realizar diagnóstico diferencial con delirium ya que el tratamiento es diferente pero la clínica es similar. Se administrará suero fisiológico (2-3 litros/24 h) asociando furosemida (20-40 mg/24 h iv).

2.10 AGITACIÓN PSICOMOTRIZ

Trastorno muy común en urgencias, de etiología múltiple, que cursa con hiperactividad, obnubilación, delirios, y alteraciones de la esfera emocional. Se empleará haloperidol (2,5-5 mg/bolo iv, im) repetible cada 30 minutos hasta un máximo de 100 mg/día. Se puede asociar lorazepam (2-5 mg/24 h) que potenciará su acción o diazepam (5-10 mg/24h im o iv).

2.11 MUCOSITIS

De etiología multifactorial, asociada a tratamientos de quimioterapia y radioterapia. Ocasiona dolor intenso, perdida del deseo de comer, malnutrición e infecciones. El tratamiento del dolor se realizará con opioides mayores como morfina (10 mg/4 h p.o. ó 5 mg/4 h iv). Se pautarán enjuagues bucales con bicarbonato sódico 1/6M (500 ml) + nistatina (30 ml) + hidrocortisona (100 mg) + gentamicina (80 mg) + mepicaina 2% (10 ml).

2.12 HIPO

Síntoma limitante de la actividad diaria y del descanso nocturno. Se debe a alteración de la muscular del diafragma o infiltración tumoral del nervio frénico. En caso de edema peritumoral o infiltración, administrar dexametasona (8 mg/24 h). Por distensión gástrica dimeticona (10 mg/6 h) + metoclopramida (10 mg/6 h).

2.13 PROTOCOLO DE SEDACIÓN TERMINAL

Indicada según la buena práctica médica en situaciones de síntomas refractarios y situación de agonía. Busca disminuir el nivel de conciencia hasta hacer desaparecer el síntoma que lo motiva. Puede llegar a alcanzar un estado de inconsciencia total. Se debe realizar acompañado de la familia siempre que sea posible (salvo urgencias médicas con gran impacto para el paciente, como hematemesis o hemorragias masivas) y se debe informar de los pasos que se van a seguir, así como el objetivo buscado.

- **Primera línea**: Midazolam (20-40 mg/bolo im o iv) en caso de urgencia médica. En caso de síntoma refractario no urgente (2,5-5 mg/4 h sc). Se puede repetir la dosis inicial hasta alcanzar un nivel de sedación que haga desaparecer el síntoma refractario. En caso de sedación por delirium usar levomepromacina (ver más adelante). Para calcular la dosis diaria en 24 h, se suman la dosis de inducción con los rescates administrados en 24 h.

- **Segunda línea**: En caso de fallo de midazolam o sedación por delirium. Se usa levomepromacina (12,5-25 mg/8 h sc), reduciendo un 50% la dosis de midazolam si previamente había sido administrado. Se pautan las primeras 24 horas el 50% de midazolam y la dosis de levomepromacina necesaria. Dosis total diaria levomepromacina aproximada 100mg/día.
- **Tercera línea**: Por personal experto y bajo control de constantes vitales se usa propofol o fenobarbital.

Tabla 1. FÁRMACOS MÁS UTILIZADOS EN PACIENTES EN SITUACIÓN TERMINAL

FÁRMACO	DOSIS	DOSIS MAX (DÍA)	ADMIN.	OBSERVACIONES
Ácido tranexamico	500 mg/8 h	2000 mg	Oral, IV	Procoagulante y antifibrinolitico
Amitriptilina	25-75 mg/día	100 mg	Oral	Dolor neuropatico. Inicio progresivo de la dosis.
Baclofeno	5 mg/8 h	40 mg	Oral o intratecal	Espasticidad.
Bisacodilo	5-10 mg/día		Oral	Laxante
Cloracepato dipotasico	10-30 mg/8-24 h	30 mg	Oral, parenteral	Ansiolítico. Dosis única o en tres fracciones
Clorpromacina	50 mg/8 h	300 mg	Oral	Neuroléptico, tenesmo, hipo, antiemético.
	25 mg/8 h	150 mg	IV o IM	
Codeína	30-60 mg/6-8 h	240-360 mg	Oral	Dolor moderado. Iniciar con dosis progresiva.
Dexametasona	4-24 mg/día		Oral, parenteral	Alteración neurológica, síndromes compresivos
Diazepam	2-10 mg/6-8 h	30 mg	Oral, IV, rectal, IM	Ansiolítico, convulsiones
Diclofenaco	50-75 mg/8-12 h	150 mg	Oral, IM	Antinflamatorio, analgésico dolor leve
Dimeticona	10 mg/6 h		Oral	Hipo
Domperidona	10 mg/6-8 h	30 mg	Oral	Antiemético
Escopolamina	0,5-1 mg/4 h		SC	Sedante y espasmolítico
Fenitoina	100 mg/8 h	600 mg	Oral, IV	Antiepiléptico. Dosis de carga de 100 mg
Furosemida	20-80 mg/bolo	160-200 mg	Oral, IV	Diurético
Gabapentina	300 mg/8-24 h	3600 mg	Oral	Coadyuvante. Aumento progresivo.
Haloperidol	1-2 mg/6 h	10-15 mg	IM	Antiemético
	5 mg/12 h		Oral, IM	Psicosis y delirium
Hidrocortisona	20-30 mg/24 h	20-30 mg	Oral, IV	Corticoide de acción corta

IV: Intravenoso; IM: Intramuscular; SC: Subcutáneo

Tabla 1. FÁRMACOS MÁS UTILIZADOS EN PACIENTES EN SITUACIÓN TERMINAL (cont.)				
FÁRMACO	DOSIS	DOSIS MAX (DÍA)	ADMIN.	OBSERVACIONES
Hioscina (Butilbromuro)	20 mg/6-12 h	100 mg	Oral, IV, IM, SC	Espasmolítico, anti secreciones bronquiales
Ibuprofeno	600 mg/6 h	2400 mg	Oral, IV	Analgésico, antinflamatorio
Ketorolaco	10 mg/6 h	60 mg	Oral	Analgésico, máximo 7 días. En IV admón. lenta
	30 mg/12 h		IM, IV	
Lactulosa	15-30 ml/día		Oral, rectal	Laxante, útil en encefalopatía hepática
Levomepromacina	25 mg/6 h	200 mg	Oral, IM	Neuroléptico y sedante
Lorazepam	2-5 mg/24 h	10 mg	Oral	Ansiolítico
Metamizol	575 mg/6 h	3,5 g	Oral	Dolor visceral, riesgo de hipotensión en vía IV
	2 gr/8 h	6 g	IV o IM	
Metoclopramida	10 mg/8 h	30 mg	Oral, parenteral	Antiemético y procinetico
Midazolam	2-2,5 mg/bolo		Parenteral	Sedación terminal, convulsiones
Mirtazapina	15-30 mg/24 h	15-45 mg	Oral	Antidepresivo, sedante
Morfina oral	5 mg/4 h		Oral	Dolor intenso. Pauta de inicio, máx. 60 mg/día
Morfina subcutánea	2,5 mg/4 h		SC	Dolor intenso. Pauta de inicio, máx. 30 mg/día
Naproxeno	550 mg/12 h	1100 mg	Oral	Dolor moderado inflamatorio
Omeprazol	20 mg/12 h	40 mg	Oral, IV	Profilaxis ulcus gástrico, tratamiento reflujo
Ondasetron	8 mg/6 h	32 mg	Oral, IV	Antiemético, valorar asociar dexametasona
Oxicodona	10 mg/12 h	20 mg	Oral	Dolor intenso
Parafina liquida	15 ml/12-24 h		Oral	Laxante lubricante

IV: Intravenoso; IM: Intramuscular; SC: Subcutáneo

Tabla 1. FÁRMACOS MÁS UTILIZADOS EN PACIENTES EN SITUACIÓN TERMINAL (cont.)				
FÁRMACO	DOSIS	DOSIS MAX (DÍA)	ADMIN.	OBSERVACIONES
Pantoprazol	40 mg/24 h		Oral, IV	Profilaxis ulcus gástrico, tratamiento ERGE
Tapentadol	50 mg/12 h	100-200 mg	Oral	Dolor moderado-intenso
Tramadol	50-100 mg/4-6 h	400 mg	Oral, IV, rectal, IM	No usar en epilépticos

IV: Intravenoso; IM: Intramuscular; ERGE: Enfermedad por Reflujo gastroesofágico

3. REFERENCIAS

- Bausewein C, Simon ST, Pralong A, Radbruch L, Nauck F, Voltz R. Palliative Care of Adult Patients With Cancer. Dtsch Arztebl Int. 2015 11;112(50):863-870. doi: 10.3238/arztebl.2015.0863.
- Makris UE, Abrams RC, Gurland B, Reid MC. Management of persistent pain in the older patient: a clinical review. JAMA. 2014;312(8):825-836. doi: 10.1001/jama.2014.9405.

CAPÍTULO 11
DESATADO Y SIN PERJUICIOS. EL PACIENTE PSIQUIÁTRICO EN URGENCIAS

Dunia Montalvo Saavedra, Laura Olagaray Munguía, Rubén Castejón Moreno

1. ESTIGMATIZACIÓN DEL PACIENTE PSIQUIÁTRICO

Los estereotipos son creencias, generalmente negativas, acerca de un grupo de personas que son conocidos por todos los miembros de una sociedad. Una vez que una persona ha sido identificada como portadora de una enfermedad mental, se le aplican los estereotipos sociales sobre la enfermedad mental y las personas que la padecen.

La aplicación de los estereotipos sociales al sujeto previamente identificado desencadena los prejuicios. Éstos son las creencias y reacciones emocionales negativas con las que se evalúa a un sujeto y que, en el caso del estigma sobre la enfermedad mental, se encuentra ligado con dos actitudes básicas que ha recibido el que la padece, la discriminación y el paternalismo.

Los estereotipos no tienen por qué ser malos en sí mismos, pero se convierten en un problema cuando ocasionan discriminación. El autoestigma forma parte del estereotipo y del prejuicio; se produce cuando la persona con enfermedad mental acepta las creencias negativas contra sí misma, lo que conlleva reacciones emocionales consistentes en miedo, enojo y evitación, emociones que están presentes inclusive en médicos, psiquiatras y otros profesionales de la salud.

El medio sanitario, que debería suponer un bálsamo para las personas que sufren algún tipo de enfermedad mental, es en la realidad un medio tan hostil para ellos como el resto de la sociedad. Sin pruebas empíricas que lo demuestre, se mantiene frívolamente que estas personas presentan una mala adherencia a los tratamientos, que son agresivos, impredecibles, que no comprenden la información médica, o que no se los entiende.

El estigma en general hacia las personas que sufren enfermedad mental y adicciones es una de las barreras más fuertes que existen para una adecuada atención en salud. Se ha demostrado que en países desarrollados las personas con enfermedad mental acceden menos a los servicios de mamografías preventivas del cáncer de mama, que es menos probable que sean especializados si sufren una crisis diabética o que se beneficien de una cateterización cardíaca en el caso de sufrir un evento cardiovascular. Los estigmas empeoran el pronóstico de la enfermedad, dificultan la vida del enfermo, aumentan la discapacidad, los riesgos para otras enfermedades, las pérdidas sociales y en general la atención y la calidad de vida de las personas y de sus familias.

La lucha contra el estigma es, en consecuencia, una obligación ética que tenemos todos para con las personas que sufren una enfermedad mental. Pero en la medida que también disminuye la eficacia de las intervenciones terapéuticas, combatirlo es también una necesidad para todos aquellos implicados en el tratamiento de las enfermedades mentales.

2. ABORDAJE INICIAL DEL PACIENTE PSIQUIÁTRICO EN URGENCIAS

2.1 OBJETIVOS PRINCIPALES DEL MÉDICO EN URGENCIAS

- Descartar presencia de patología orgánica.
- Tipificar el cuadro en la medida de lo posible y su gravedad.
- Determinar el riesgo de suicidio y/o daño a si mismo o a terceros.
- Pautar tratamiento adecuado y/o derivar al especialista correspondiente.

2.2 HISTORIA CLÍNICA

- Motivo de consulta.
- Antecedentes somáticos y psiquiátricos.
- Fármacos.
- Consumo de tóxicos.
- Historia actual: síntomas, evolución, duración. Investigar factores desencadenantes o agravantes.
- Exploración física.

2.2.1 Evaluación psiquiátrica básica

- <u>Orientación</u>: espacio, tiempo y persona.

- Conciencia: somnolencia, estupor, obnubilación, coma o hiperalerta.
- Colaboración: colaborador, suspicaz o apático.
- Aspecto, conducta: cuidado, extravagante, desinhibida y/o desorganizada.
- Estado de ánimo: ánimo depresivo, anhedonia, humor hipertímico o maniaco. O simplemente labilidad afectiva.
- Psicomotricidad: inhibición psicomotriz (estupor, catatonia) o agitación psicomotriz (inquietud, intranquilidad, agitación).
- Memoria y atención: amnesia retrógrada o anterógrada, paramnesia, hiperprosexia, hipoprosexia o aprosexia.
- Lenguaje: Coherencia, fluidez (verborrea, enlentecido, mutismo), tono de voz (apagado, elevado), alteraciones (neologismos, ecolalia, disartria, afasias, pararrespuesta, tangencialidad).
- Síntomas psicóticos: alucinaciones auditivas, visuales o cenestésicas, alucinosis, ilusión, pseudoalucinaciones, etc.
- Pensamiento: alteraciones del contenido (idea delirante), alteraciones del curso (pensamiento enlentecido, disgregado, circunstancial).
- Ritmos vitales: alimentación (anorexia, bulimia, hiperfagia), sueño (insomnio, hipersomnia, o alteraciones cualitativas como pesadillas, terrores nocturnos) y libido.

- <u>Ideas autolíticas</u>: preguntar explícitamente por ideas de muerte, deseo de muerte, intentos previos, estrategias premeditadas...

2.3 PRUEBAS COMPLEMENTARIAS

Actualmente no hay evidencia descrita sobre las pruebas complementarias que se deben solicitar en el Servicio de Urgencias cuando atendemos a un paciente por patología psiquiátrica. Si bien, lo recomendado es solicitar aquellas pruebas complementarias que sirvan de apoyo para descartar la patología orgánica de sospecha y permitan orientar el diagnóstico diferencial de cada caso en particular.

Algunas de las más utilizadas son las pruebas de laboratorio como la analítica básica con hemograma y bioquímica, el sistemático y sedimento de orina con tóxicos añadidos, o los niveles séricos de fármacos y otras drogas. También las pruebas de imagen juegan un papel importante, sobre todo la radiografía simple de tórax y abdomen y el TAC cerebral.

3. CONTENCIÓN DEL PACIENTE AGITADO

3.1 SEÑALES DE INICIO DE VIOLENCIA

Saber reconocer las señales de violencia es una de las medidas esenciales del profesional, tanto para la prevención como para la intervención efectiva.

Señales de inicio de violencia:
- Hablar más rápido
- Subir el volumen de la voz
- Ser sarcástico
- Utilizar un lenguaje grosero
- Deambular constantemente
- Señalar con el dedo
- Apretar la mandíbula
- Apretar cualquier objeto con las manos
- Mantener una mirada desafiante y una actitud altiva

Señales de violencia inminente:
- Cerrar los puños y mostrarlos
- Agitar el puño cerrado
- Levantar el puño por encima del hombro
- Golpearse la palma de la mano con el puño

Adoptar posición de ataque:
- Expandir el tórax y ensanchar los hombros
- Buscar un objeto utilizable como arma
- Mantener la mirada fija en un objeto o una persona

3.2 CONTENCIÓN VERBAL

Es la primera medida a realizar en el paciente psiquiátrico. Las medidas de contención verbal tienen como finalidad el "enfriamiento" de la situación, disminuir la ansiedad, la hostilidad y la agresividad, y prevenir posibles ataques violentos. Para ello tenemos medidas de comunicación verbal y no verbal.

Medidas de comunicación no verbal:

- Mantener la calma y el control de la situación.
- Si es posible, sentarse a la misma altura que el paciente.
- La actitud ha de ser abierta, tranquila, que invite al diálogo y a la privacidad.
- No mirar fijamente al paciente. Las miradas fijas aumentan la hostilidad de cualquier individuo, sin embargo evitarlas puede ser interpretado como signo de debilidad y miedo. Mantener al paciente dentro del campo visual.
- Cuidar nuestro lenguaje no verbal: evitar gestos amenazantes, bruscos.
- No elevar las manos ni ocultarlas, no cerrar los puños.
- Evitar el contacto físico con el paciente.
- Disponer de medidas previamente convenidas para que, si es necesario, intervenga el resto del equipo (toser, carraspear, etc).

Medidas de comunicación verbal:

- Empatizar con el paciente, mostrarle respeto hablándole despacio con tono firme, sin autoritarismo y sin emitir juicios sobre su conducta.
- Hablar con el paciente y reconducir la situación, evitando la pérdida de control y la aparición de la agresividad. No buscar la confrontación sino alianzas sencillas que lo tranquilicen y

refuercen su sentido de la realidad. Ofrecerle salidas airosas y ayuda.

- Escuchar activamente facilitando que hable el paciente, no interrumpir su discurso.
- La intervención la realizará el Médico o la Enfermera, y tendrá como finalidad centrar al paciente y evitar que su atención se disperse. Estos profesionales podrán designar la intervención a otro miembro del equipo.

3.3 CONTENCIÓN FARMACOLÓGICA

Debe ser la segunda medida a realizar cuando las medidas de contención verbal no son eficaces en el paciente agitado, puede recurrirse al uso de fármacos con el objetivo de lograr su tranquilización. Es conveniente señalar que la contención farmacológica conlleva un elevado coste en términos de efectos adversos, accidentes, caídas y pérdida de la movilidad, debiendo evitarse en lo posible.

Es importante determinar y descartar patología orgánica presente. Este hecho es imprescindible, porque si no se resuelve la causa somática subyacente, la agitación no se solucionará realmente y el tratamiento sería únicamente sintomático.

Disponemos de varias herramientas farmacológicas, a destacar los siguientes grupos farmacológicos:

- **Benzodiacepinas**: Por vía oral suele resultar lenta su acción, por vía IM es irregular, se aconseja la vía sublingual o IV en estos casos. Se recurrirá a ellas en crisis no psicóticas, y cuando estén contraindicados los neurolépticos.

- Diacepam (Valium®), oral de 5-25 mg o ampollas de 10 mg IV.
- En ancianos se puede pensar en administrar Loracepam (Orfidal®), comprimidos de 1 mg) a dosis de 1-2 mg cada 6 horas. Evitar usar la vía IV.
- También se puede usar de forma sublingual el Loracepam 1-4 mg y el Alprazolam (Alprazolam Esteve®) 1-2 mg.

- **Neurolépticos**: Entre sus inconvenientes está la posibilidad de que aparezcan síntomas extrapiramidales o crisis comiciales al disminuir el umbral convulsivo, por ello se deben evitar en delirium tremens, abstinencia a benzodiacepinas y agitaciones de origen comicial.
  - Pautas enterales
    - Haloperidol (Haloperidol Esteve®): 2.5-20 mg cada 24 horas.
    - Risperidona (Risperdal®): 1-6 mg cada 24 horas. Existe en solución oral de más fácil administración.
    - Olanzapina (Zyprexa®): 2.5-20 mg cada 24 horas. En comprimidos velotab de fácil administración.
    - Quetiapina (Seroquel®): 200-900 mg cada 24 horas. Indicado en caso de síntomas extrapiramidales.
    - Aripiprazol (Abilify®): 5-30 mg cada 24 horas.
  - Pautas parenterales

- Haloperidol Esteve®: 2-5 mg/IM, repitiéndose a la hora hasta sedación, máximo 30 mg diarios.
- Existen como alternativa neurolépticos de 2ª generación en presentación IM: Olanzapina (Zyprexa®), 5-10 mg/IM/12 h.
- La administración de fenotiazinas: Clorpromacina (Sinogán®) o Levomepromacina (Largactil®), debería reservarse para casos de extrema agitación. Se usarán de 50-100 mg/IM.

En todas las pautas IM, se pasará a pauta oral lo antes posible. (6)

El esquema simplificado de tratamiento farmacológico sería el siguiente:

- Trastorno orgánico: los fármacos de elección como tratamiento sintomático son los **neurolépticos**, debiendo evitar la vía IV, siendo la vía oral o IM las de elección.
- Episodios psicóticos: iniciar tratamiento con **neurolépticos** por vía IM.
- Trastornos no psicóticos: administrar de elección **benzodiacepinas**.

3.4 CONTENCIÓN MECÁNICA

3.4.1 Aspectos éticos

Ninguna persona puede ser utilizada exclusivamente como medio para un fin, ni se le puede tratar con falta de respeto a su imagen, intimidad, valores y en definitiva su libertad.

Es el propio paciente quien puede decidir en función de lo que considera bueno o malo para él, sin manipulación ni coacciones. A este derecho se le denomina principio de Autonomía.

La contención mecánica de un paciente significa perder la libertad y posiblemente una cualidad humana como lo es la dignidad. Restringir esta libertad sólo puede entenderse cuando el beneficio supera ampliamente el perjuicio que pudiera causar.

Por tanto, para que la contención sea admisible éticamente hablando, debe cumplir los siguientes requisitos:

- Que se respeten en los procedimientos la dignidad del paciente; privacidad, adecuación de medios físicos y humanos.
- Que los familiares o representantes del paciente sean informados del procedimiento y a ser posible con carácter previo al mismo.
- Que la contención no se prolongue más allá de lo necesario.
- Que se ajuste a un protocolo establecido en el Centro.

3.4.2 Indicaciones

La contención mecánica es un procedimiento de protección, de última elección en pacientes que se encuentran en estados de desorientación o agitación psicomotriz para, con carácter general:

- Evitar autolesiones.
- Evitar lesiones a terceras personas.
- Evitar interrupciones en el plan terapéutico de cada paciente.
- Evitar desperfectos en mobiliario del centro.

En resumen, la prevención de daño a uno mismo o a terceros, cuando otros medios han resultado ineficaces (contención verbal o farmacológica), o cuando se tiene la convicción de que tales medidas serán ineficaces.

La contención mecánica nunca debe utilizarse como castigo, como el sustitutivo de la falta de personal, ni cuando puede resolverse el problema por medidas alternativas (contención verbal o farmacológica). Debe ser tal y como se recoge en las guías descritas, ser el último recurso a seguir por fracaso de los anteriores o por riesgo inminente hacia su persona o a terceros, fundamentalmente.

3.4.3 Algoritmo de actuación

Lo indicado es que estén presentes cinco personas para inmovilizar cada una de ellas una extremidad y la cabeza del paciente. Puesto que la carga asistencial del centro es elevada se considera factible realizar esta operación por cuatro personas. Una de estas personas será además la encargada de dirigir y coordinar la operación.

En general es preferible que el personal que no va a colaborar con la contención se mantenga apartado. No obstante, en algunos casos la presencia de más personas puede ser necesaria y actuar de forma coercitiva sirviendo como control de la conducta.

En situaciones poco frecuentes, puede requerirse la implicación en la actuación para reducir al paciente de todo el personal, independientemente del estamento profesional. Y excepcionalmente cuando se crea que esté comprometida la seguridad del personal más allá de la intervención de los miembros de seguridad del hospital, se debe comunicar con las Fuerzas de Seguridad de Estado para el control de la situación.

Para el abordaje de este tipo de situaciones contamos, entre otras medidas terapéuticas, con la contención mecánica a través de la inmovilización del paciente en la cama con bandas y cinturones de sujeción. Debiendo utilizarse siempre un material homologado.

La maniobra de contención debe realizarse de manera que se eviten contusiones con el mobiliario u otros objetos que puedan suponer un riesgo. Es fundamental que el personal sanitario que intervenga en la contención no porte tijeras, u otros objetos punzantes en sus uniformes. Una vez finalizada la contención y antes de retirarse se debe comprobar siempre que las sujeciones están bien colocadas. El personal que realice esta operación se despojará del material que potencialmente sea lesivo tanto para el paciente como para ellos mismos (gafas, anillos, relojes, tijeras). También solicitaremos al paciente que haga lo mismo, y si no colabora, será el personal quien retire estos objetos para evitar lesiones y aumentar la confortabilidad del paciente.

Siempre se invitará al paciente a que colabore con el personal para realizar esta operación, indicándole que es una medida de protección transitoria y que no se trata de un castigo.

En caso de que el paciente no colabore, cada una de las personas cogerá una de las extremidades del paciente, de forma que le sujeten por las articulaciones distales (Pierna- rodilla y tobillo. Brazo-codo y muñeca) para realizar una extensión forzada, de modo que se limiten en todo momento los movimientos del paciente. La persona que esté en la cabeza, deberá estar siempre dentro del campo visual del paciente e intentará tranquilizarlo.

La fijación de sujeciones se realizará por orden: 1º Cintura; 2º Extremidades inferiores; 3º Extremidades superiores; 4º Tórax; 5º Dispositivos accesorios: alargaderas anti-rotación, sujeción de muslos, sujeción de hombros.

Siempre hay que comprobar que los cierres de seguridad de la sujeción estén bien cerrados, para ello debemos girar y tirar de los botones para comprobar que no se pueden soltar.

Una vez puesta la sujeción debemos posicionar al paciente un poco incorporado, para evitar broncoaspiraciones, y verificar que todos los miembros estén sujetos de tal forma que no se fuercen posiciones anatómicas y que se puedan manipular fácilmente accesos venosos así como sondas y drenajes. En caso de que no se ponga una sujeción completa (cinco puntos), se deberán sujetar tres puntos de modo que se sujete un miembro superior, el tórax y el miembro inferior contralateral. De todas formas siempre se debe valorar el motivo por el cual se pone la sujeción para limitar la movilidad del paciente en la medida que sea necesario.

3.4.4 Complicaciones

La contención mecánica no está exenta de riesgos, el seguimiento adecuado del paciente contenido disminuirá el riesgo de complicaciones derivadas de la inmovilización. A continuación enumeramos algunas de éstas: ahorcamiento, asfixia, broncoaspiración, caídas, cianosis, cizallamientos, compresión nerviosa, contracturas, depresión respiratoria, edemas, erosiones, estreñimiento, fracturas y luxaciones, hematomas, heridas, incontinencia urinaria o intestinal, infecciones nosocomiales, parada cardiorrespiratoria, riesgos psicológicos (depresión, desorientación, aislamiento social, etc.), tromboembolismo o úlceras por presión.

4. REFERENCIAS

- de la Fuente Visado A, Rico del Viejo A, Ruiz Arcos A, Mata Sáenz B, Rubio Morell B, Gómez Sánchez-Lafuente C et al. Manual de Urgencias en Psiquiatría. 1ª edición. Madrid: SEDUP; 2018.
- Del Estal E. Estigma en Psiquiatría. Perspectivas y Nudos Problemáticos. 1ª edición. Argentina: APAL Ediciones;2018. Disponible en: http://www.apalweb.org/docs/estigma2018.pdf

- Madoz Gúrpide, C., Martínez Moneo, M. and Otaño, M. El paciente agitado. 1ª edición [ebook] Navarra. 2008. Disponible en: https://www--navarra--es.insuit.net/home_es/Temas/Portal+de+la+Salud/Profesionales/Documentacion+y+publicaciones/Otras+publicaciones/Libro+electronico+de+temas+de+urgencia/
- Marco Aguilar P, Ortega Esteban MA, Mazo Hernáez MT, Cestafe Martínez C. Atención al paciente psiquiátrico en el servicio de Urgencias [Internet]. www.larioja.org. 2014. Disponible en: https://www.riojasalud.es/f/rs/docs/atencion-pac-psiq.pdf
- Protocolo de Contención Mecánica. 1ª edición. [ebook] Andalucía. 2010. Disponible en: http://www.sspa.juntadeandalucia.es/servicioandaluzdesalud/publicaciones/listadoterminado.asp?idp=410
- Protocolo de Contención y Sujeción de Pacientes. 1ª edición. [ebook] Bilbao. 2009. Disponible en: https://osieec.osakidetza.eus/extranet/doc/adjuntos/PROTOCOLO%20CONTENCION%20Y%20SUJEC%20%20DE%20PACIENTES%20%20_2009.pdf
- Protocolo de Contención de Movimientos de Pacientes. 1ª edición. [ebook] Madrid. 2010. Disponible en: http://www.aeesme.org/wp-content/uploads/2014/11/Protocolo-Contenci%C3%B3n-de-movimientos-de-pacientes-Hospital-cl%C3%ADnico-San-Carlos.Madrid.pdf

- Suárez Pita D, Vargas Romero JC, Salas Jarque J, Losada Galván I, de Miguel Campo B, Catalán Martín P, et al. Manual de Diagnóstico y Terapéutica Médica. Hospital 12 de Octubre. 8ª edición. Madrid: MSD;2016:269.

CAPÍTULO 12
MONONUCLEOSIS INFECCIOSA

Andrea Urtasun Salinas, Sofía Trigoso Castro, Elena Fernández Requena

1. INTRODUCCIÓN

Las amigdalitis agudas son un motivo de consulta muy frecuente en nuestro medio. De ellas, un 50-70% son víricas y menos de un 30% son bacterianas. Este porcentaje varía en niños (15-20%) y adultos (5-10%). Podemos clasificar las amigdalitis agudas víricas en inespecíficas (adenovirus, myxovirus) y específicas (Virus de Ebstein Barr, herpes simple, herpes zóster...). Las amigdalitis agudas bacterianas también pueden ser inespecíficas, por *Streptococcus B hemolyticus*, y específicas (bacilo fusocelular, *Treponema pallidum*...).

La mononucleosis infecciosa, se trata de una infección vírica aguda, de evolución benigna, multisistémica, producida por el VEB (virus de Ebstein Barr), que afecta a pacientes jóvenes. La transmisión es por contacto directo a través de la saliva, y es contagiosa en fases preclínica, clínica y postclínica, esto facilita su contagio.

2. CASO CLÍNICO

Paciente mujer de 24 años, sin antecedentes médico-quirúrgicos de interés, que acude, en varias ocasiones consecutivas a Urgencias, por odinofagia de una semana de evolución, que se va intensificando. La paciente refiere que hace dos semanas comenzó con fiebre y que desde hace una semana tiene odinofagia. Ha tomado Prednisona de 15 miligramos y Dexketoprofeno de 25 miligramos.

En su primera visita a Urgencias, presenta una Presión arterial 128/77 mmHg, una temperatura de 37.1 °C. A la exploración presenta dificultad para la apertura bucal completa sin claro trismus, hipertrofia amigdalar con exudados y adenopatías dolorosas cervicales submaxilares. El signo del trago es negativo, y la otoscopia es normal. La auscultación cardiopulmonar es normal y en la exploración abdominal presenta dolor a la palpación en hipocondrio derecho, no se palpa hepatomegalia. Presenta también eritema en ambos brazos y parte anterior del tronco.

En la analítica se objetiva hipertransaminemia (GPT/ALT 638.0 U/L, GOT/AST 675.0 U/L), elevación de proteína C reactiva (PCR) (18) y linfocitosis (linfocitos 67.4%, linfocitos 10.2 x 1000/μL). La ecografía abdominal y las radiografías son normales (Figura 1).

La sospecha diagnóstica es una mononucleosis infecciosa, por lo que se decide Alta a domicilio con Dexketoprofeno 25 miligramos y Metamizol 575 miligramos alternándolos cada 8 horas, y se recomienda que le vaya controlando su Médico.

En la segunda visita al Servicio de Urgencias, presenta una Presión arterial 133/83 mmHg, una Temperatura de 38.2 °C. La exploración física es similar, excepto que la paciente ha padecido un episodio de sobreinfección bacteriana en forma de absceso periamigdalino.

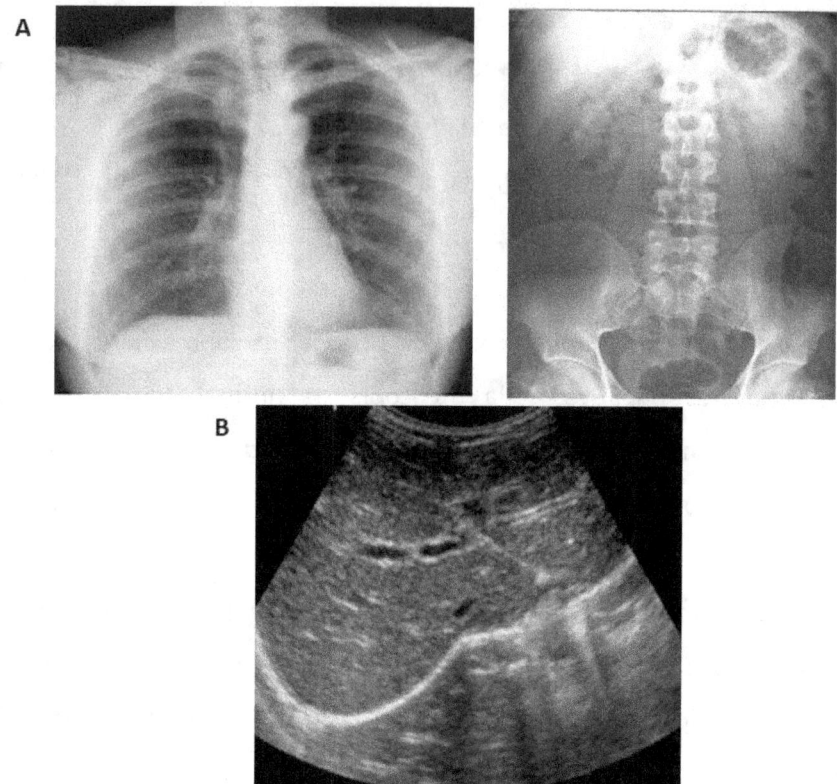

Figura 1: A) Radiografía de tórax y abdomen sin alteraciones. B) Corte ecográfico a nivel hepático sin alteraciones

En la analítica parece que han descendido algo las transaminasas, sin embargo, la PCR y los linfocitos se han elevado. De forma ambulatoria, su médico de Atención Primaria ha solicitado un estudio serológico que muestra un valor IgM positivo para el virus de Ebstein Barr (VEB). Se confirma así el diagnóstico de Mononucleosis infecciosa, realizando interconsulta a otorrinolaringología (ORL) por el mal estado general que presenta la paciente. Ingresa en ORL donde pautan tratamiento con

Levofloxacino 500 miligramos y Prednisona 15 miligramos, decidiendo alta tras buena evolución.

En su tercera visita a Urgencias, la paciente acude con un empeoramiento de su estado general, a pesar de la medicación pautada y mejoría previa. Además, la fiebre le ha aumentado. Presenta trismus e imposibilidad para la ingesta oral de la medicación, motivo por el que ingresa en la Unidad de Corta Estancia de Urgencias (UCE), con sueroterapia y tratamiento antiinflamatorio y analgésico intravenoso. Tras mejoría, se decide alta con pautas de Dexketoprofeno 25 miligramos y Metamizol 575 miligramos alternándolos cada 8 horas, finalizar la pauta de tratamiento con Levofloxacino de 500 miligramos, Deflazacort de 6 miligramos cada 8 horas en pauta descendente, y control por su Médico de Atención Primaria.

3. DISCUSIÓN

Existen diferentes causas de faringoamigdalitis aguda que nos podemos encontrar tanto en la consulta del Servicio de Urgencias, como en la del Centro de Salud o en la de Otorrinolarignología:

3.1 AMIGDALITIS AGUDAS BACTERIANAS

Podemos clasificarlas en:

- <u>Inespecíficas</u>: las producidas por el *Streptococcus B-hemolítico*. Las más frecuentes dentro de las bacterianas.

- **Específicas:** menos frecuentes, producidos por el bacilo fusoespirilar de Plaut-Vincent y por *Treponema pallidum*.

Este tipo de amigdalitis comienza con un cuadro inespecífico similar al de las infecciones víricas anteriores. De hecho, en muchas ocasiones, el cuadro se inicia con una infección vírica que posteriormente deriva en una sobreinfección bacteriana por estreptococos.

En cuanto a los síntomas específicos de la amigdalitis aguda estreptocócica, los primeros síntomas suelen ser la odinofagia y disfagia, de mayor intensidad. Posteriormente la secreción faríngea, al principio espesa, va adquiriendo cierta viscosidad, hasta ser de aspecto seroso supurado. A las horas, aparece una fiebre elevada, cefalea y edema en toda la faringe, que conlleva una voz "gangosa".

En la exploración se observa unas amígdalas tumefactas y eritematosas. Es característica la acumulación de supuración en las criptas amigdalares, dando ese aspecto de amigdalitis eritematopultácea. Así la lengua se cubre de un manto saburral. Si el inicio fue una infección vírica, se podrían apreciar restos de fibrina y edema de úvula. La palpación del cuello puede mostrar adenopatías inflamatorias, mayoritariamente submandibulares.

El diagnóstico diferencial debe hacerse con las formas víricas. La mayor duda que puede surgir es con las producidas por el VEB, al encontrarnos las amígdalas recubiertas con un manto blanquecino, haciendo dudar si se trata de la supuración de las criptas o de una mononucleosis infecciosa. Aún así, los síntomas de la mononucleosis son claros, ese exudado que recubre las amígdalas, tan denso, y las pruebas analíticas son concluyentes.

El tratamiento incluye: reposo, fármacos antiinflamatorios y analgésicos, y antipiréticos como el paracetamol o el ibuprofeno. El tratamiento antibiótico de elección es la fenoximetilpenicilina, con dosis 250 miligramos cada 12 horas durante 7-10 días en menores de 12 años, o dosis de 500-800 miligramos cada 12 horas durante 7-10 días en mayores de 12 años. Como alternativas terapéuticas, tenemos la Penicilina G en dosis única para menores de 12 años o amoxicilina 500 miligramos cada 8 horas durante 7-10 días. En alérgicos a penicilina o en faringoamigdalitis bacterianas de repetición, (esto se considera cuando el paciente presenta 5 o más infecciones al año), puede ser útil la amoxicilina-ácido clavulánico 500/125 miligramos cada 8 horas o la clindamicina en dosis de 300 miligramos cada 8 horas durante 10 días.

3.2 AMIGDALITIS AGUDAS POR VIRUS INESPECÍFICOS

Las más frecuentes. Suele evolucionar de forma breve y espontánea hacia la curación. En algunos casos se convierte en una amigdalitis bacteriana por sobreinfección. Estos virus generalmente son más frecuentes en épocas invernales, otoño y primavera, y se contagian por las gotas de Pfluge o por contacto directo a través de la saliva.

En este tipo de infección, tras un periodo breve de incubación, aparece la clínica, en forma de odinofagia y síntomas propios de una rinitis vírica inespecífica, como insuficiencia respiratoria nasal, rinorrea fluida, congestión nasal y estornudos. La inflamación amigdalina suele extenderse al resto de mucosa faríngea, produciendo esa sensación disfágica que relatan los pacientes. La febrícula y la cefalea también son síntomas frecuentes.

En la exploración, a la palpación se aprecia un cuello dolorido en la región subangulomandibular. En la mayoría de los casos, no aparecen adenopatías, pero si se palpa alguna, suele ser pequeña y dolorosa. La orofaringe tiene un aspecto eritematoso difuso, y en ocasiones, se ven microhemorragias submucosas por la lesión de pequeños vasitos. Se puede apreciar en la región amigdalina un área tumefacta, con pérdida de relieves, con una úvula edematosa. La saliva es densa, espesa y blanquecina, y a veces aparece fibrina, en la saliva y en la superficie de la mucosa amigdalina y faríngea.

El diagnóstico diferencial debe hacerse con las amigdalitis agudas bacterianas y con las infecciones víricas específicas. Esto último resulta más difícil sobre todo en las primeras fases de la enfermedad, ya que al principio no presentan las características propias del herpes ni de la mononucleosis infecciosa (aftas, o exudado, respectivamente).

Las amigdalitis víricas inespecíficas son cuadros autolimitados, que evolucionan espontáneamente hacia la curación en un periodo de 5 a 7 días. No producen complicaciones. No necesitan tratamiento específico, aunque sí se puede pautar tratamiento antinflamatorio y analgésico como el ibuprofeno o el paracetamol, para aliviar los síntomas (odinofagia, disgafia, tos...).

3.3 AMIGDALITIS AGUDAS POR VIRUS ESPECÍFICOS

Evolución más larga e insidiosa, y algunas veces pueden producir secuelas. Como consta anteriormente, las amigdalitis constituyen procesos sépticos de las amígdalas palatinas producidos por la colonización de distintos agentes como son los virus o bacterias, y de otros procesos minoritarios, no necesariamente de etiología infecciosa relacionados con enfermedades sistémicas, tumorales o incluso de carácter autoinmune (Tabla 1).

En este punto, queremos hacer referencia a los **síndromes mononucleósicos** (SM) que de forma general y a modo de resumen, podemos definirlos como un grupo de enfermedades producidas por diferentes agentes causales entre los que se encuentra la mononucleosis infecciosa (con más del 90% de los casos) y otro grupo heterogéneo (con el 10% restante) en el que el denominador común es encontrar en la analítica elemental y hemograma un aumento de la proporción de linfocitos superior al 50% del recuento leucocitario diferencial, lo que conocemos como linfomonocitosis.

Su diagnóstico está basado en los hallazgos clínicos y se confirma mediante estudios serológicos. Los hallazgos con mayor significación predictiva son:

- Clínicamente, las adenopatías cervicales bilaterales de localización posterior, adenopatías generalizadas, esplenomegalia y hepatomegalia.

- Analíticamente, linfocitosis asociada a un porcentaje de linfocitosis atípica (10-20% de formas atípicas), hipertransaminasemia, anemia o trombopenia.

Tabla 1. AGENTES ETIOLÓGICOS Y OTRAS ENTIDADES QUE PUEDEN EXPRESARSE COMO UN SÍNDROME MONONUCLEÓSICO.	
CAUSAS NO INFECCIOSAS	**CAUSAS INFECCIOSAS**
Reacción a fármacos: Difenilhidantoína, carbamazepina, penicilinas, captopril, isoniazida **Autoinmunes**: Lupus eritematoso sistémico, sarcoidosis, enfermedad de Kawasaki, enfermedad de Kikuchi-Fujimotto. **Tumorales**: Enfermedad de Hodgkin, linfomas no Hodgkin, leucemia aguda linfoide.	**Frecuentes**: VEB (80-90%), citomegalovirus (5-7%), virus herpes humano 6 (9%), VIH (2%), *Toxoplasma gondii* (<3%), *Streptococcus pyogenes* (3-4%). **Infrecuentes**: Virus herpes simple tipo 1, adenovirus 12, enterovirus (ECHO, *Coxsackie* B), gripe, rubéola, parotiditis, tos ferina, virus de la hepatitis (A, B), *Bartonella hensenlae*, babesiosis, brucelosis, *Coxiella burnetti*, enfermedad de Lyme, sífilis., tuberculosis

VEB: Virus de Epstein-Barr; VIH: Virus de la inmunodeficiencia humana

3.3.1 Mononucleosis infecciosa

Se trata de una infección vírica aguda, de evolución benigna, multisistémica, producida por el virus de Epstein-Barr (VEB), que afecta a pacientes jóvenes.

Es una de las formas de presentación de la primoinfección del VEB, su transmisión es por contacto personal directo a través de la saliva, y es contagiosa en fases preclínica, clínica y postclínica, lo cual facilita su contagio. También denominada "enfermedad del beso" (por ser ésta una vía frecuente de transmisión) afecta habitualmente a sujetos entre 15-25 años, es decir a adolescentes y a adultos jóvenes, y no presenta una distribución geográfica específica siendo más frecuente en las estaciones de primavera y otoño.

Anatomopatológicamente, queremos remarcar que es una enfermedad sistémica que afecta al tejido linfático ganglionar de todo el organismo, pero de manera especial al anillo linfático de Waldeyer, siendo característica la infiltración perivascular de células polinucleares con linfocitos atípicos. De ahí su especial relevancia en la consulta de otorrinolaringología al ser un cuadro septicoinflamatorio que aporta gran cantidad de pacientes.

Su fisiopatogenia nos ayuda a entender la clínica de la enfermedad pues el virus afecta primariamente a los linfocitos B (CD21 actúa en estas células como receptor para el virus). Infecta a las células epiteliales de la orofaringe y posteriormente a las células B del tejido linfoide adyacente, replicándose produciendo viriones, diseminándose vía hematógena e induciendo la lisis de la célula huésped. Los linfocitos B activados estimulan la proliferación de los linfocitos T (fenómeno responsable del aumento de volumen de los ganglios linfáticos, amígdalas, bazo e hígado) y el VEB, desde la infección primaria, permanece en fase latente, aunque su reactivación puede llevar a una linfoproliferación monoclonal no controlada.

Generalmente tienen una evolución benigna y no implican una amenaza para la vida de los pacientes, pero sí que son un motivo de sufrimiento para los mismos y su entorno, aunque su tratamiento precoz hace que esta enfermedad se resuelva en su totalidad y sin la aparición de complicaciones.

La infección normalmente se define con una **"tríada clínica"** llamada también "tríada clásica" de **fiebre, faringoamigdalitis aguda y poliadenopatías**.

El periodo de incubación es de 30-45 días, comienza con un periodo prodrómico de síntomas gripales que duran de 7 a 14 días y sigue con un cuadro florido de 2 a 4 semanas caracterizado por los síntomas amigdalares, destacando la odinofagia y la disfagia, con fiebre y cefaleas.

- Fiebre: suele ser persistente e incluso puede durar hasta 15 días.
- Faringitis: siendo la odinofagia el síntoma principal. En la exploración orofaríngea, se observa una importante hipertrofia amigdalar y en la inspección y la palpación del cuello se muestra una región cervical deformada, tumefacta y edematosa por ese gran aumento del volumen amigdalar que horas más tarde se cubre de una secreción blanquecina-grisácea que recubre las amígdalas y es difícil de rascar con un escobillón. A veces puede llegar a aparecer necrosis y muchos pacientes presentan sobre la superficie del paladar blando petequias palatinas y un enantema.
- Adenopatías: de localización, generalmente cervical posterior y simétrica, aunque pueden localizarse en otras regiones; submandibulares, retroauriculares, inguinales, axilares, e incluso generalizadas.

Otros signos que no son constantes, pero que cuando aparecen son muy específicos de la infección, son un eritema y exantema cutáneo maculopapular que afecta al tronco y las extremidades (especialmente frecuente en los pacientes tratados con un antibiótico beta-lactámico tras suponer erróneamente que el cuadro de faringitis es de etiología bacteriana, es decir producido por una faringitis estreptocócica) y un edema bilateral supraorbitario que da una coloración parduzca al párpado. También puede haber sintomatología neurológica con meningismo, visión borrosa y otros síntomas neurológicos no específicos; y cardiológica, hematológica y respiratoria estando estas últimas más relacionadas con las propias complicaciones que con la clínica básica.

La mononucleosis infecciosa puede asociarse a diversas complicaciones, pero antes de desarrollarlas más detenidamente es importante destacar que el VEB se ha implicado en la etiología de diversos tumores como el carcinoma nasofaríngeo (típico de la provincia china de Cantón) y el linfoma tipo Burkitt, así como con algunas enfermedades asociadas a la infección del VIH como la leucoplasia oral vellosa, la neumonitis intersticial o el linfoma cerebral primario.

En cuanto a las **complicaciones**, vamos a enumerarlas a continuación:

- Complicaciones hepatoesplénicas: aparecen hacia a la segunda o tercera semana de evolución de la enfermedad y entre las mismas destaca la hipertransaminasemia y la hepatitis siendo la más grave la rotura esplénica que ocurre en menos del 0,5% de los casos. Obligan a guardar reposo en cama.

- Complicaciones neurológicas: entre el 1 y el 5% de los pacientes aparece meningitis y encefalitis. Otros cuadros son el Síndrome de Guillain-Barré, la parálisis de nervios craneales (incluida la parálisis de Bell), o la neuritis óptica.
- Complicaciones cardiacas: la miocarditis o pericarditis son los hallazgos más frecuentes.
- Complicaciones hematológicas: la trombocitopenia aparece hasta en un 50% de los pacientes y suele ser moderada y autolimitada, y está relacionada con la esplenomegalia, más raras son la anemia hemolítica autoinmune, anemia aplásica, púrpura trombótica trombocitopénica o la coagulación intravascular diseminada. De manera infrecuente, se han descrito casos de hemofagocitosis severa (macrófagos que fagocitan eritrocitos, leucocitos y plaquetas) en familiares predispuestos, que tiene lugar por la activación indiscriminada del sistema mononuclear- fagocítico que infiltra diversos órganos y tejidos en el contexto de una respuesta inflamatoria excesiva ante el VEB.
- La obstrucción de la vía aérea por la hipertrofia amigdalar y las adenopatías es una complicación potencialmente grave, que requiere protección de la vía aérea y tratamiento intensivo con esteroides.

En la primoinfección por el VEB es preciso realizar un diagnóstico diferencial con otras causas de síndrome mononucleósico con anticuerpos heterófilos negativos:

- Citomegalovirus: causa más frecuente de síndrome mononucleósico con anticuerpos heterófilos negativos. Cursa con esplenomegalia, faringitis y adenopatías menos prominentes. Su diagnóstico se realiza mediante PCR en sangre o cultivo del virus en orina o saliva.
- *Toxoplasma gondii*: debemos tener en cuenta el antecedente epidemiológico del contacto con gatos y la ingesta de carne contaminada (poco cocinada), Cursa con adenopatías cervicales únicamente posteriores y sin faringitis y su diagnóstico es serológico.
- Virus herpes simple tipo 6: en adultos presenta fiebre y adenopatías cervicales, siendo este virus más característico de la infancia, donde produce el exantema súbito (roseóla o sexta enfermedad).
- Asociado a primoinfección por VIH: es el diagnóstico diferencial que tiene mayor transcendencia clínica y puede presentar un rasgo clínico muy distintivo que es la presencia de úlceras cutáneo-mucosas bien delimitadas y no dolorosas en boca, ano o pene. El antecedente epidemiológico de los contactos de riesgo es fundamental.

El **diagnóstico** de la mononucleosis infecciosa se basa en varios pilares; la sospecha clínica, las pruebas de laboratorio no específicas (hemograma, bioquímica y anticuerpos heterófilos) y en la serología.
Por su clínica tan florida, en fase sintomática no deberían aparecer dudas diagnósticas, sin embargo, en fases iniciales la clínica puede ser

poco específica. Por ello, las pruebas de laboratorio son muy significativas y esenciales para establecer un diagnóstico de certeza; la detección de anticuerpos heterófilos (anticuerpos que aglutinan eritrocitos de diversas especies mamíferas; contra hematíes de carnero...) recibe el nombre de Test de Paul-Bunell y tiene una elevadísima sensibilidad y especificidad en el momento de la primoinfección y están presentes en el 50% de los niños (por sensibilidad mas baja en niños menores a 4 años y mayor frecuencia de falsos negativos) y en el 90% de los adultos. La serología permite confirmar la etiología del cuadro cuando los anticuerpos heterófilos son negativos; la presencia de anticuerpos IgM contra la cápside viral (anti-VCA) y la seroconversión de anticuerpos IgG contra el antígeno nuclear (anti-EBNA), que se producen más tardíamente entre la tercera y sexta semana, permiten igualmente establecer el diagnóstico de primoinfección. Estos últimos pueden permanecer de por vida e indican infección crónica (latente) y si aparecen en una serología inicial indica que los síntomas no se pueden atribuir a una infección aguda por VEB. Por otro lado, la presencia de anticuerpos anti-EAD (antígeno precoz difuso) es útil para predecir el riesgo de carcinoma nasofaríngeo, aparecen más tardíamente en la convalecencia y no tienen valor para diagnosticar la infección aguda. No es útil aislar el virus en saliva, puesto que se elimina por la faringe hasta los 18 meses después de la primoinfección.

En el estudio hematológico, lo más característico es un cuadro de linfomonocitosis superior al 50% en el recuento leucocitario diferencial.

Entre el 10 y el 30% de células linfoides presenta en el frotis de sangre periférica rasgos atípicos (citoplasma amplio, vacuolado y basófilo, núcleo excéntrico y lobulado, que lo diferencia del linfocito normal) y este hallazgo es el que justifica el término "mononucleosis".

Para terminar y a modo de resumen, en la mayor parte de los casos el **tratamiento** es sintomático, ya que la enfermedad tiene un curso benigno con una resolución espontánea. Éste se basa en el reposo y medidas farmacológicas con antiinflamatorios, analgésicos y tratamiento corticoideo si existen complicaciones obstructivas en la vía aérea. Si la infección se debe al VIH el tratamiento, además de sintomático, incluye el indicado para este virus. Por último, en caso de sobreinfección bacteriana está indicada la antibioterapia específica, evitando los betalactámicos por su fuerte asociación con rash maculopapular cutáneo (90% de los casos).

4. REFERENCIAS

- Dunmire SK, Hogquist KA, Balfour HH. Infectious Mononucleosis. Curr Top Microbiol Immunol. 2015;390(Pt 1):211-240. doi: 10.1007/978-3-319-22822-8_9.
- Herrero JA, García E, Hernández A, Gómez J. Espectro clínico de las infecciones por el virus de Epstein-Barr. Medicine. 2010;10:3968-3976.
- Lennon P, Crotty M, Fenton JE. Infectious mononucleosis. BMJ. 2015;350:h1825. doi: 10.1136/bmj.h1825.

- Luzuriaga K, Sullivan JL. Infectious mononucleosis. N Engl J Med. 2010;362(21):1993-2000. doi: 10.1056/NEJMcp1001116.

CAPÍTULO 13
ACTUACIÓN EN URGENCIAS ANTE PICADURAS DE GARRAPATA

Jorge Collado Sáenz, Carlos Córdova Cazarez, Beatriz Cabrerizo Murillas

1. INTRODUCCIÓN

Las garrapatas son el principal vector de patógenos para el ser humano en Europa, y el segundo más frecuente en el mundo por detrás de los mosquitos. Si bien son un motivo de consulta inusual en los servicios de urgencias hospitalarias de otras comunidades, en las consultas de La Rioja pueden considerarse un problema habitual. En 2018 llegaron a contabilizarse 80 visitas al servicio de urgencias del Hospital San Pedro (Logroño, La Rioja) por este motivo, principalmente en los meses de primavera-verano (Tabla 1).

A pesar de que el manejo en Urgencias de la picadura por garrapata es sencillo, resulta necesario tener claro cuáles son los aspectos principales a los que debemos dirigir la anamnesis y la exploración física en una primera aproximación diagnóstica, ya que estos artrópodos vectorizan enfermedades potencialmente graves entre las que se incluyen la fiebre botonosa mediterránea, la enfermedad de Lyme, el DEBONEL/TIBOLA (DErmacentor-Borne Necrosis Erythema and LymphAdenopathy/ TIck-Borne LymphAdenopathy), la anaplasmosis, la fiebre recurrente, la tularemia, la babesiosis o la encefalitis transmitida por garrapatas.

Tabla 1. NÚMERO DE ASISTENCIAS RELACIONADAS CON GARRAPATAS EN EL HOSPITAL SAN PEDRO DURANTE LOS AÑOS 2017 Y 2018.

	CASOS 2017	CASOS 2018
Enero	0	1
Febrero	1	0
Marzo	3	1
Abril	13	10
Mayo	25	13
Junio	15	17
Julio	16	20
Agosto	3	10
Septiembre	2	3
Octubre	6	2
Noviembre	1	2
Diciembre	1	1
TOTAL	86	80

2. CASO CLÍNICO

Mujer de 55 años que acude al servicio de Urgencias remitida por su médico de Atención Primaria con el diagnóstico de "quiste infectado" en la cabeza. Como antecedente epidemiológico, había estado paseando por el campo 10 días antes. En la exploración física se evidenció una garrapata anclada a su cuero cabelludo en la zona parieto-temporal izquierda, rodeada de un halo eritematoso. La exploración también puso de manifestó varias adenopatías en el área retroauricular y cervical. En la anamnesis la paciente refirió malestar general y cefalea de varios días de evolución. Se inició tratamiento con doxicilina 100 mg oral cada 12 horas durante 14 días, con desaparición progresiva del dolor de cabeza y las adenopatías. Sin embargo, a las dos semanas era evidente una escara necrótica de 12 mm en el sitio de la picadura. Mes y medio después persistía alopecia en el lugar que antes ocupaba la escara. La analítica sanguínea manifestó una elevación discreta de la proteína C reactiva (PCR) y la velocidad de sedimentación globular (VSG). La garrapata fue identificada como una hembra adulta de *Dermacentor Marginatus*, y la reacción en cadena de la polimerasa (PCR) detectó la presencia de *Rickettsia rioja*. La detección de anticuerpos IgG contra *Rickettsia conorii* y *Rickettsia typhi* fue negativa.

3. DISCUSIÓN

Las garrapatas son artrópodos hematófagos ampliamente distribuidos. Tienen una longitud media de entre 3 y 8 mm, aunque pueden llegar hasta 1 cm en su fase adulta. Para atravesar sus diferentes fases vitales (huevo, larva, ninfa y adulto), necesitan alimentarse de la sangre de sus huéspedes. A grandes rasgos podemos distinguir dos grandes familias de garrapatas, las garrapatas duras (familia *Ixodidae*), caracterizadas por la presencia de un escudo protector duro en la parte dorsal del cuerpo y la capacidad de mantenerse en el hospedador varios días, y las garrapatas blandas (familia *Argasidae*), que carecen de de dicho escudo protector y se mantienen unidas solo unas horas en cada huésped.

La sintomatología dependerá no tanto de la picadura en sí, que generalmente es indolora y en la mayoría de los casos pasará desapercibida, como de la enfermedad que pudiera transmitir la garrapata. Entre las lesiones más frecuentes a nivel local se encuentran la aparición de una pápula pruriginosa con o sin edema circundante, que no requiere actuación sanitaria, y con menor frecuencia el desarrollo de celulitis y necrosis cutánea, que precisarán tratamiento local. En nuestra zona las enfermedades más frecuentemente transmitidas por garrapatas son la fiebre botonosa mediterránea, la enfermedad de Lyme y el Debonel/Tibola, por lo que deberemos buscar síntomas y signos en la anamnesis y exploración que nos orienten a estas patologías. Otras enfermedades menos frecuentes que pueden ser vectorizadas por estos artrópodos son la anaplasmosis humana, la babesiosis, la tularemia y la fiebre de Crimea-Congo. Cabe destacar que existe cierta especifidad entre la especie de garrapata y el patógeno potencialmente transmitido. Así, en nuestra zona encontraremos principalmente las especies *Rhipicephalus sanguineus* (fiebre botonosa mediterránea), *Ixodes ricinus* (enfermedad de Lyme), y *Dermacentor marginatus* (Debonel/Tibola).

La fiebre botonosa mediterránea es producida mayoritariamente por *Ricketsia conorii* y transmitida por el género *Rhipicephalus* (garrapata del perro). En un primer momento se manifiesta como un síndrome general con fiebre, malestar general, cefalea, artromialgias e inyección conjuntival. No es hasta a partir de los 3 días cuando erupciona el conocido exantema maculopapuloso diseminado que no respeta palmas y plantas. Además, es característica la mancha negra (aparece hasta en un 75% de los pacientes), una lesión ulcerosa con escara necrótica y halo eritematoso.

La enfermedad de Lyme, por su parte, es producida por Borrelia burgdorferi y transmitida por Ixodes Ricinus. Su curso clínico es muy característico: comienza con el eritema migratorio, una lesión anular aclarada en el centro que aparece en diferentes localizaciones del cuerpo; continúa con una segunda fase en la que pueden aparecer fenómenos como meningitis y radiculitis periférica, neuritis de pares craneales, bloqueo AV y artritis recurrente; en su tercera y última fase puede producir encefalopatía, acrodermatitis crónica atrófica y artritis crónica de rodilla.

Respecto al Debonel o Tibola, cabe destacar que su período de mayor incidencia es en los meses de otoño e invierno, al contrario que la mayoría de enfermedades transmitidas por garrapatas. Las principales especies que la producen son *Rickettsia rioja* y *Rickettsia slovaca*, a través de *Dermacentor marginatus*. Como su propio nombre indica, la enfermedad se caracteriza por la aparición de una escara necrótica en el lugar de la picadura (cuero cabelludo), adenopatías muy dolorosas en cabeza y cuello y febrícula.

La babesiosis (*Babesia divergens, Babesia microti*) y la anaplasmosis (*Anaplasma phagocytophilum*) son enfermedades muy poco frecuentes transmitidas por la garrapata *Ixodes Ricinus*. Ambas producen un síndrome pseudo-gripal con malestar, astenia y escalofríos. La babesiosis puede producir ictericia y hepatoesplenomegalia, de forma similar a la malaria.

Merece la pena destacar debido a su gravedad la fiebre hemorrágica Crimea-Congo, producida por un virus de mismo nombre y vehiculizada por *Hyalomma marginatum*. En este caso es posible la transmisión persona a persona, de ahí la necesidad de aislar a los enfermos y notificarlo al departamento de Salud Pública. Tras una primera fase de síntomas generales con fiebre, malestar, fotofobia, dolor abdominal y dolor de garganta, aparece una segunda fase con agitación psicomotriz, alteración del nivel de conciencia, erupción petequial, equimosis y sangrado de mucosas, que puede evolucionar a fallo hepático e incluso multiorgánico.

En la mayoría de los casos no habrá que realizar ninguna actuación ante una picadura de garrapata, más allá de explicar el bajo riesgo de desarrollar una enfermedad infecciosa. Si la garrapata está anclada a la piel, deberá ser extraída con pinzas de borde romo. En este sentido es necesario terminar con ciertos métodos de extracción "tradicionales" que podrían resultar perjudiciales y aumentar la probabilidad de transmisión de patógenos, como son la utilización de pinzas afiladas, exprimir o apretar el cuerpo de la garrapata, utilizar sustancias como petróleo, lidocaína o aceite, o intentar despegarla con fuego o instrumentos incandescentes.

En líneas generales, deberá mantenerse la auto-observación durante cuatro semanas desde la picadura, ya que el máximo período de incubación de las enfermedades transmisibles es de 32 días. Si aparecieran síntomas generales como fiebre, mal estado general u otra sintomatología, se deberá iniciar tratamiento antibiótico con Doxicilina a dosis de 100 mg cada 12 horas. En niños se puede utilizar Amoxicilina y Azitromicina, solas o en asociación. En caso de presentar un exantema maculo-papular con presencia en palmas y plantas, iniciaremos estudio de fiebre botonosa mediterránea. Si por el contrario no encontramos signos de esta enfermedad, deberemos iniciar un protocolo de estudio de enfermedades transmitidas por garrapatas. Este incluirá principalmente una analítica sanguínea con hemograma, coagulación, urea, creatinina y enzimas hepáticas, así como estudios serológicos, cultivos microbiológicos y pruebas de detección de ADN (PCR).

Si se presentan síntomas hemorrágicos, plaquetopenia (< 100000 plaquetas) o aumento del tiempo de protrombina, el paciente deberá ser puesto en aislamiento y notificado al departamento de Salud Pública, ante la posibilidad de encontrarnos ante una infección por el virus Crimea-Congo.

No disponemos de evidencia a favor de recomendar medidas de profilaxis antibiótica en las picaduras de garrapata en nuestro medio. En países en donde las guías recomiendan la profilaxis con doxiciclina como Estados Unidos, estas se apoyan principalmente en la tasa de parasitación de los artrópodos por *Borrelia* y el tiempo de permanencia del insecto en la piel (entre 36 y 72 horas). En nuestro medio la parasitación de *Ixodes Ricinus* por *Borrelia* es baja (12,5%).

En el caso presentado la sintomatología y semiología indican a un síndrome TIBOLA, dada la presencia de una escara necrótica en el cuero cabelludo a las pocas semanas de presentar una mordedura de garrapata. Dado que la paciente presentaba síntomas sistémicos (malestar general, cefalea) se instauró tratamiento con doxiciclina durante 14 días, con buen control de la infección. Posteriormente el análisis serológico puso de manifiesto la presencia de anticuerpos frente a *Rickettsia Rioja*, confirmando así el diagnóstico de presunción.

4. REFERENCIAS

- Barral M, García-Pérez AL, Juste RA, Hurtado A, Escudero R, Sellek RE, et al. Distribution of Borrelia burgdorferi sensu lato in Ixodes ricinus (Acari: Ixodidae) ticks from the Basque Country, Spain. J Med Entomol. 2002;39(1):177-184. doi: 10.1603/0022-2585-39.1.177.
- Guía de actuación ante picadura de garrapata 2017. Sociedad Española de Medicina Tropical y Salud Internacional (SEMTSI). EIMC. Ministerio de Sanidad. Disponible en: http://www.saei.org/documentos/biblioteca/biblioteca-capitulo-358-capitulos-23865.pdf
- Huygelen V, Borra V, De Buck E, Vandekerckhove P. Effective methods for tick removal: A systematic review. J Evid Based Med. 2017;10(3):177-188. doi: 10.1111/jebm.12257.
- Pérez-Pérez L, Portillo A, Allegue F, Zulaica A, Oteo JA, Caeiro JL, et al. Dermacentor-borne Necrosis Erythema and Lymphadenopathy (DEBONEL): A case associated with Rickettsia rioja. Acta Derm Venereol. 2010;90(2):214-215. doi: 10.2340/00015555-0801.
- Portillo A, Ruiz-Arrondo I, Oteo JA. Arthropods as vectors of transmisible diseases in Spain. Med Clin (Barc). 2018;151(11):450-459. doi: 10.1016/j.medcli.2018.06.021.

CAPÍTULO 14
CRISIS TIROTÓXICA

Lucía Peña Puente, Dafne Tojal Rojo, Beatriz Cabrerizo Murillas

1. INTRODUCCION

El hipertiroidismo se define como un exceso de secreción de hormona tiroidea desde la glándula tiroides, mientras que el término tirotoxicosis hace referencia a la situación clínica derivada de un exceso de acción de hormonas tiroideas sobre los tejidos periféricos. La manifestación más grave de la tirotoxicosis es lo que se conoce como crisis tirotóxica o tormenta tiroidea. Esta última supone un cuadro clínico hipermetabólico con riesgo vital, y, por tanto, se trata de una emergencia médica, aunque poco frecuente. Se puede deber tanto a un hipertiroidismo no diagnosticado, como a uno tratado inadecuadamente o no controlado, aunque suele ser extremadamente raro que aparezca como debut diagnóstico. Se trata de una patología que suele ser más frecuente en mujeres de entre 40 y 70 años. Como ya se ha comentado, supone una emergencia médica, y es por esto, que ante la sospecha diagnóstica, requiere un manejo terapéutico de rápida actuación, no debiendo demorarse nunca en espera de una confirmación analítica o del resultado de pruebas funcionales tiroideas.

2. CASO CLÍNICO

2.1 PRESENTACIÓN CLÍNICA, EXPLORACIÓN Y PRUEBAS COMPLEMENTARIAS

Se presenta en Urgencias una mujer de 48 años, procedente de Rumanía. Se trata de una mujer menopáusica, sin hábitos tóxicos, alergias conocidas ni otros antecedentes personales de interés, que acude porque desde los 15 días previos, estando de vacaciones, había empezado a notar sensación de mareo, disnea de mínimos esfuerzos y edema sin fóvea en ambos tobillos.

A la exploración, la paciente se encontraba estable hemodinámicamente, y afebril. La auscultación pulmonar no presentaba alteraciones. En cuanto a la auscultación cardíaca, los latidos eran rítmicos, aunque taquicárdicos, evidenciándose un soplo aórtico IV/VI, latido hiperdinámico. A nivel abdominal, no comentaba dolor a la palpación y no presentaba irritación peritoneal, siendo todos los signos negativos. Para completar el estudio se solicitó una analítica, con algunos valores fuera de rango, sin alteraciones extremadamente significativas (pro-BNP 374 pg/mL y Dímero D de 236 ug/L). Así mismo, se realizó una radiografía de tórax (Rx) anteroposterior y lateral, donde no se visualizaban lesiones pleuroparenquimatosas agudas y los senos costofrénicos estaban libres, sin evidenciarse signos de insuficiencia cardíaca.

Debido a los hallazgos durante la exploración, se solicitó también un electrocardiograma (ECG) (Figura 1), que reflejaba únicamente una taquicardia sinusal a 111 latidos por minuto, sin alteraciones en la repolarización.

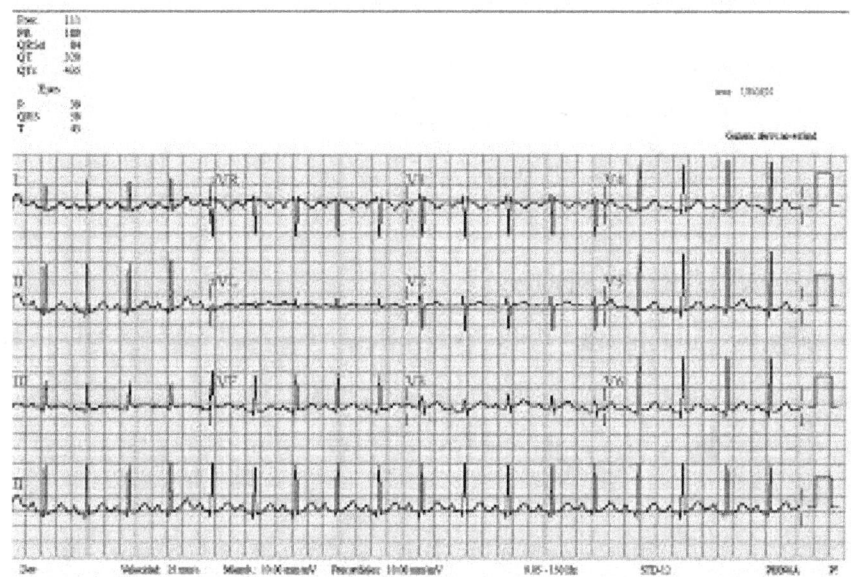

Figura 1: Electrocardiograma compatible con taquicardia sinusal (Ritmo sinusal a 111 latidos por minuto, QRS estrecho, PR normal, Eje +60º, sin alteraciones en la repolarización)

2.2 DIAGNÓSTICO DIFERENCIAL

Una vez obtenidos los resultados de las pruebas diagnósticas (taquicardia sinusal en ECG), junto con los hallazgos de la exploración física y la clínica de la paciente (disnea, mareo, edema sin fóvea y soplo sistólico en foco aórtico), se planteó un diagnóstico diferencial con las causas más probables, entre las cuales se encuentran:

- Insuficiencia cardíaca congestiva.

- Tirotoxicosis.
- Ansiedad.
- Feocromocitoma.
- Edema agudo de pulmón.
- Toxicidad por anticolinérgicos.
- Síndrome de abstinencia farmacológica.

2.3 DIAGNÓSTICO DEFINITIVO

Para llegar al diagnóstico definitivo, durante su estancia hospitalaria se llevó a cabo una anamnesis más detallada con un abanico de pruebas complementarias más amplia, entre ellas realizaron un ecocardiograma, evidenciándose un ligero prolapso con IM moderada en corazón hiperdinámico y situación de alto gasto, sin IC en ese momento.

Asintomática desde el punto de vista cardiovascular, con aumento de edema en EEII y palpitaciones con nerviosismo. Solicitaron una nueva analítica con hormonas tiroideas para valorar hipertiroidismo, observándose una TSH suprimida y T4 libre > 7,7 ng/dL, llegando, por tanto, al diagnóstico de hipertiroidismo, sin llegar a cumplir criterios de tormenta tiroidea.

3. DISCUSIÓN

3.1 FISIOPATOLOGÍA DE LA GLÁNDULA TIROIDES

3.1.1 Eje regulador

Existen dos hormonas activas, tiroxina y triyodotironina, cuya secreción está regulada por la hormona estimulante del tiroides (TSH), la cual a su vez está controlada por la secreción de TRH a nivel hipotalámico.

El 80% de la T3 se produce en tejidos extratiroideos. El paso extraglandular de T4 a T3 está regulado por factores hormonales, nutricionales y patológicos con diferencias de unos tejidos a otros e independencia del eje hipotálamo-hipofisario-glandular. También por desyodación de la T4 se produce triyodotironina reversa, que biológicamente es inactiva.

Tras la conversión de T4 en T3, ésta última es la que actúa en los tejidos diana, los cuales son principalmente, corazón, hígado, hueso y SNC, de ahí la clínica derivada de un exceso de secreción de hormona tiroidea.

3.1.2 Diagnóstico e interpretación de los test de función tiroidea

- TSH normal/T4L normal: Eutiroideo.
- TSH alta/T4L normal: Hipotiroidismo subclínico.
- TSH alta/T4L baja: Hipotiroidismo primario.
- TSH baja/T4L baja: Hipotiroidismo secundario.
- TSH baja/T4L normal: Hipertiroidismo subclínico.
- TSH baja/T4L alta o normal/T3 alta: Hipertiroidismo primario.

- TSH alta/T4L alta: Hipertiroidismo secundario o Resistencia periférica.

3.1.3 Etiología hipertiroidismo

Hipertiroidismo asociado a hiperfunción de la glándula tiroides (captación aumentada):

- Autoinmune: Enfermedad de Graves Basedow (causa más frecuente en mujeres jóvenes).
- Tejido tiroideo autónomo: Adenoma tóxico o Bocio multinodular (BMNT) (más frecuente en ancianos).
- Otros: Hiperfunción de TSH. Hipertiroidismo mediado por la hormona gonadotropina coriónica.

Hipertiroidismo NO asociado a hiperfunción de la glándula tiroides (captación ausente):

- Tiroiditis.
- Ingesta de hormona tiroidea exógena (yatrogénico, intencional, facticio).
- Ectópico (struma ovarii, carcinoma folicular metastásico).

En el caso de la paciente del caso clínico descrito con anterioridad, se trató una Enfermedad de Graves Basedow, ya que en el estudio autoinmune fueron positivos los anticuerpos.

Llegados a este punto es importante hacer hincapié en la diferencia entre hipertiroidismo, exceso de secreción de hormona tiroidea, y crisis tirotóxica o tirotoxicosis, situación clínica derivada del exceso de acción de las hormonas tiroideas sobre los tejidos periféricos.

3.2 CLÍNICA: SIGNOS Y SÍNTOMAS

La presentación clínica de esta enfermedad no depende de la concentración sérica de hormonas tiroideas. Podemos encontrar los siguientes signos o síntomas:

- Hipertermia: > 38 °C y sudoración profusa.
- Alteraciones SNC: Intranquilidad, agitación, labilidad emocional, confusión, crisis convulsivas, delirio, etc. Si progresa la clínica a disminución estado de conciencia puede llegar a un coma profundo, esta sintomatología debería hacernos sospechar una trombosis de senos venosos cerebrales (alta prevalencia de esta complicación en tirotoxicosis grave).
- Alteraciones cardiovasculares: Trastornos de ritmo, embolias arteriales y/o isquemia coronaria.
- Alteraciones gastrointestinales: Náuseas, vómitos y diarrea. Ocasionalmente ictericia.

A parte de estos síntomas, los pacientes suelen tener antecedentes personales de enfermedad tiroidea, aunque no haya sido diagnosticado previamente, ya que es extremadamente raro que el hipertiroidismo debute como crisis tirotóxica. Por lo tanto, se debe hacer una buena anamnesis, enfocada a los signos y síntomas del hipertiroidismo.

3.3 FACTORES DESENCADENANTES

Los factores desencadenantes, se pueden clasificar en dos grupos, aquellos relacionados con el tiroides (cirugía tiroidea, supresión de fármacos antitiroideos, administración de radioyodo, fármacos que contengan yodo como la Amiodarona...), así como los provocados por enfermedades no tiroideas (infección como causa más frecuente, epilepsia, TEP, descompensación diabética aguda, insuficiencia cardíaca, IAM, gestación, parto, anestesia...).

Por tanto, ante una crisis tirotóxica en un paciente hipertiroideo ya conocido, si no se encuentra causa aparente de la descompensación, se debería solicitar entre las diferentes pruebas complementarias, una radiografía de tórax, tratando de buscar una posible infección de origen respiratorio como desencadenante de dicha crisis, ya que se trata de la causa más frecuente.

3.4 EXPLORACIONES COMPLEMENTARIAS EN URGENCIAS

Las pruebas complementarias más importantes a llevar a cabo en urgencias son:

- <u>Hematimetría</u> con fórmula y recuento leucocitario, donde es frecuente observar, anemia normocítica normocrómica y/o leucocitoris neutrofílica.
- <u>Bioquímica sanguínea</u>, en la que puede aparecer, hiperglucemia, hipopotasemia, hipercalcemia, elevación de urea y creatinina, hipertransaminasemia, y/o hiperbilirrubinemia.
- Estudio de <u>coagulación</u>, dado que la crisis tirotóxica se asocia con un estado de hipercoagulabilidad, se necesita este estudio para valorar posible anticoagulación posterior (en un

9% de los casos la crisis tirotóxica provoca una coagulación intravascular diseminada -CID-).

- Determinación de <u>hormonas tiroideas</u>: aumento de T4L y descenso de TSH.
- <u>ECG</u>: Muy frecuente observar taquicardia sinusal, fibrilación auricular (FA) u otras arritmias.
- <u>Radiografía posteroanterior y lateral de tórax</u> (Rx AP-L): Infección de origen respiratorio como desencadenante de la crisis tirotóxica. También sirve para valorar insuficiencia cardíaca (IC) secundaria a descompensación tiroidea.
- <u>Gasometría arterial</u>: Sólo indicada si se presentan signos o síntomas de insuficiencia cardiorrespiratoria.

3.5 CRITERIOS DIAGNÓSTICOS DEFINITIVOS DE CRISIS TIROTÓXICA

Elevación de T_4L y T_3L + Una alteración del sistema nervioso central (SNC) + Una de las siguientes:

- Fiebre (> 38 °C).
- Taquicardia (>130 latidos/minuto).
- Insuficiencia cardíaca congestiva.
- Alteraciones gastrointestinales.

Elevación de T_4L y T_3L + Tres o más de los síntomas anteriores (Excluyendo la afectación del SNC).

Si presenta elevación de T4 y T3 y solo algunos de los anteriores, sin llegar a cumplir todos los criterios, estaríamos ante un diagnóstico de sospecha sin poder llegar a confirmarlo.

3.6 TRATAMIENTO

Todo paciente con diagnóstico o sospecha de crisis tirotóxica requiere ingreso hospitalario, preferentemente en una unidad de cuidados intensivos. Se trata una emergencia médica y no debe esperarse una confirmación analítica o resultado de pruebas funcionales tiroideas para comenzar con las medidas generales de tratamiento.

3.6.1 Medidas generales

Ante la sospecha diagnóstica en Urgencias de que estemos ante una crisis tirotóxica, se ha de comenzar con medidas de soporte generales:

- <u>Vía venosa periférica</u>.
- <u>Solución salina fisiológica</u> alternando con <u>solución glucosada</u> al 5%. 3-5 litros/24h.
- <u>Vía aérea permeable</u> y <u>oxígeno</u> a unos 5 litros/minuto con mascarilla o cánula basal.
- <u>Tratamiento de la hipertermia</u>: Medidas físicas de enfriamiento; Paracetamol 650 mg; Para bloquear el centro termorregulador y evitar escalofríos: Clorpromazina 25mg/6 h intramuscular (IM).
- <u>Profilaxis tromboembólica</u>: Heparina de bajo peso molecular subcutánea si no hay contraindicaciones.
   - Bemiparina 3500 UI/24 h.
   - Dalteparina 100 UI/kg/24 h.

Están contraindicados los Salicilatos, ya que desplazan las hormonas tiroideas de sus proteínas trasportadoras, incrementando, por tanto, la tasa de hormonas libres circulantes.

3.6.2 Tratamiento específico

- <u>Bloqueo de síntesis de hormonas tiroideas:</u>
  - Propiltiouracilo: inhibe la síntesis de hormonas tiroideas y la conversión periférica de T4 a T3. **Dosis:**
    - Dosis de carga: 600 mg.
    - 250-300 mg/4-6 h (hasta que la crisis esté controlada).
    - Dosis de mantenimiento: 100 mg/8 h.
  - Tiamazol o Carbimazol (Metimazol). **Dosis:**
    - Dosis de carga: 60-80 mg/24 h (hasta que la crisis este controlada).
    - Dosis de mantenimiento: 10-20 mg/8 h.
- <u>Inhibición de la liberación de hormonas tiroideas:</u>

No hasta que se haya conseguido un bloqueo eficaz de su síntesis, ya que existe el riesgo de incrementar los depósitos tiroideos de yodo, lo que conlleva un aumento de la síntesis hormonal.

  - Yodo inorgánico: No deberíamos utilizarlo durante más de dos meses porque trascurrido este tiempo la glándula tiroidea escapa a sus efectos inhibitorios. **Dosis:**
    - Solución yodo-yodurada 10 gotas/6-8 h.
    - Solución saturada de yoduro potásico 3-5 gotas/6-8 h.

- Carbonato de litio: 400 mg/8 h, manteniendo una litemia por debajo de 1,2 mEq/L.
- **Glucocorticoides:** Inhiben la formación periférica de T3 a T4, mejoran la fiebre, mantienen la presión arterial, corrigen el estado de insuficiencia adrenal relativa producido por el hipertiroidismo y aumentan la supervivencia.
  - Hidrocortisona: Bolo intravenoso (IV) en dosis de carga de 300 mg, seguida de 100 mg/8 h IV.
  - Dexametasona: 1-2 mg/6 h IV.
- <u>Bloqueadores beta</u>: Por los efectos adrenérgicos.
  - Propranolol: Monitorizar previamente el ritmo cardiaco.
    Dosis: 0,5-1 mg en bolo IV (Puede repetirse cada 5 minutos hasta conseguir un descenso significativo de la frecuencia cardiaca sin sobrepasar los 10 mg).
    Contraindicado si hay insuficiencia cardíaca de origen no tiroideo, EPOC y/o asma bronquial.
  - Cardioselectivos (Metoprolol o Atenolol): Si el Propranolol está contraindicado.
    Dosis: Bolo IV de 1 mg (Puede repetirse cada 5 minutos hasta dosis máxima de 10 mg -2 ampollas-).
- <u>Tratamiento de los factores desencadenantes</u>: Tratar específicamente el factor precipitante (Infección, sepsis, accidente cerebrovascular, tromboembolia pulmonar, cetoacidosis diabética...).

5. REFERENCIAS

- De Leo S, Lee SY, Braverman LE. Hyperthyroidism. Lancet. 2016;388(10047):906-918. doi: 10.1016/S0140-6736(16)00278-6.
- Miguel Calvo I, Urroz Elizalde M, Muñoz González F. Hipertiroidismo. AMF. 2013;9(9):485-494.
- Sharma A, Stan MN. Thyrotoxicosis: Diagnosis and Management. Mayo Clin Proc. 2019;94(6):1048-1064. doi: 10.1016/j.mayocp.2018.10.011.

CAPÍTULO 15
MANEJO DE LA FIEBRE SIN FOCO EN EL LACTANTE

Ana Fernández Marín, Cristina García Muro

1. INTRODUCCIÓN

La fiebre representa es un motivo de consulta muy frecuente en Urgencias Pediátricas, alcanzando hasta un 25% de las consultas. Su manejo en neonatos, lactantes y niños pequeños aún hoy en día continúa siendo un reto. En la mayoría de los casos, dicha fiebre es debida a infecciones virales autolimitadas, si bien un número no desdeñable de ellas serán debidas a una infección bacteriana invasiva (IBI), incluyendo infecciones del tracto urinario (ITU), bacteriemias ocultas (BO), meningitis bacterianas, neumonías, artritis sépticas, osteomielitis y enteritis.

A la hora de evaluar a un lactante con fiebre es fundamental asegurarse de que aquellos con una IBI sean adecuadamente identificados y tratados, siempre teniendo en cuenta los riesgos derivados de la realización de pruebas diagnósticas invasivas, ingresos y uso de antibióticos (ATB) innecesarios.

A propósito de un caso vamos a revisar la literatura existente sobre la evaluación y manejo del lactante con fiebre sin foco (FSF).

2. CASO CLÍNICO

Neonata de 21 días de vida que acude remitida desde su Centro de Salud por fiebre de 20 horas de evolución de hasta 38,8 °C rectal. Asocia irritabilidad y distensión abdominal. No presenta alteraciones en las deposiciones, vómitos ni rechazo de la ingesta. Alimentación mediante lactancia materna exclusiva con buena ganancia ponderal desde el nacimiento.

Antecedentes perinatales: Parto eutócico en semana 40+6. Peso al nacimiento de 3.900 g y APGAR 9/10. Cultivo vaginorrectal de la madre negativo.

Antecedentes familiares: Hermana mayor de 3 años y padres sanos. No refieren ambiente epidémico familiar.

Exploración física: A su llegada a Urgencias se encuentra febril (Tª 38,6ºC rectal), siendo el resto de constantes normales. Presenta buen estado general, normocoloreada y normohidratada. Auscultación cardiopulmonar normal. Abdomen distendido y timpánico, que impresiona de doloroso a la palpación, sin masas ni megalias. Exploración neurológica: fontanela anterior normotensa de 1x1 cm, vital y reactiva a estímulos, con discreta irritabilidad.

Pruebas complementarias: Se realiza analítica urgente de sangre (analizando bioquímica, hemograma y coagulación) y orina, que no muestran alteraciones significativas, y se recogen muestras para microbiología de sangre, heces y orina. Se lleva a cabo también una punción lumbar (PL), que muestra una celularidad normal en líquido cefalorraquídeo (LCR), enviándose también muestras para cultivo y reacción en cadena de la polimerasa (RCP) de virus. Se detecta RCP positiva para RNA de enterovirus en LCR.

Diagnóstico: Fiebre por infección por enterovirus.

Plan: Ingreso para observación.

Evolución: Durante los días posteriores se reciben resultados negativos de las muestras enviadas a microbiología para cultivo (sangre, heces, orina y LCR). Continúa con fiebre durante 48 horas tras el ingreso, quedando posteriormente afebril, y siendo dada de alta tras 5 días de ingreso.

3. DISCUSIÓN

3.1 CONCEPTO

La fiebre, considerada como una temperatura (Tª) ≥ 38 °C, forma parte de la respuesta biológica a la infección y, en la mayoría de los casos, tiene efectos beneficiosos frente a la misma (dificulta la replicación de virus y bacterias). Sin embargo, genera malestar, motivo por el cual están indicados los antitérmicos. Entre los lugares de medición de la Tª corporal distinguimos:

- Rectal: vía más adecuada para estimar la Tª central, siendo la recomendada en neonatos y lactantes.
- Axilar/oral: son las alternativas más recomendadas, en especial la axilar.

- Métodos infrarrojos (ótica, temporal, frontal): no se recomiendan para tomar decisiones clínicas por ser poco precisos.

Llamamos FSF al registro de una Tª ≥ 38 °C rectal en un paciente en el que no se identifica origen tras una historia clínica y exploración física inicial (ausencia de signos de otitis media aguda, infección osteoarticular o de tejidos blandos y auscultación cardiopulmonar normal).

3.2 ETIOLOGÍA

La mayoría de las FSF en lactantes son debidas a infecciones virales autolimitadas. Sin embargo, la inmadurez del sistema inmune de los lactantes, en especial durante los 3 primeros meses de vida, hace que sean más susceptibles a presentar IBIs, riesgo que disminuye con la edad y aumenta con el grado y duración de la fiebre.

Llamamos IBI al aislamiento de una bacteria patógena en sangre, LCR, líquido articular y/o líquido pleural. La casi generalizada vacunación frente a *Haemophilus influenzae* tipo B y *Streptococcus pneumoniae* y el uso de profilaxis antibiótica intraparto han cambiado significativamente la epidemiología de las IBIs productoras de fiebre, que han disminuido tanto en niños vacunados como en no vacunados (gracias a la "inmunidad de grupo"). Actualmente, en nuestro medio, en lactantes menores de 3 meses, los principales patógenos productores de IBIs son *E. coli*, seguido de *S. agalactiae*, y menos frecuentes enterococos y enterobacterias en menores de 1 mes, y *S. aureus* y *S. pneumoniae* en lactantes de entre 1 y 3 meses. Por su parte, *S. pneumoniae* continúa siendo la principal causa de IBI en lactantes entre 3 y 24 meses, si bien la introducción de la vacuna neumocócica conjugada (VNC) ha propiciado un aumento relativo de las IBIs producidas por Gram negativos (*E. coli*) y otras bacterias no vacunales.

Bacteriemia oculta: hace referencia al aislamiento de un patógeno bacteriano en la sangre de un paciente febril previamente sano, sin apariencia tóxica ni foco evidente. Gracias a la vacunación la prevalencia de BO en lactantes menores de 24 meses se ha reducido notablemente. En cuanto a su etiología:

- Lactantes < 3 meses: *E. coli* es responsable del 56% de las BO, seguida por *S. agalactiae* (21%), *S. aureus* (8%), *S. pneumoniae, Klebsiella* y *Salmonella spp.*
- Lactantes entre 3 y 24 meses: la causa más frecuente de BO es *S. pneumoniae*, seguido de *N. meningitidis, Salmonella spp* y *H. influenzae* no tipo B.

Infección del tracto urinario: su prevalencia global en el lactante febril es del 5-7%, si bien hay subgrupos de niños con mayor riesgo de presentar ITUs. En los menores de 3 meses, la ITU es más frecuente en niños, invirtiéndose esta relación a partir de los 3 meses de vida. La prevalencia también es mayor en lactantes de raza blanca que en los de raza negra. Su elevada frecuencia ha hecho que las guías recomienden una búsqueda y tratamiento agresivos en lactantes con sospecha de ITU para reducir la fibrosis renal y por tanto el daño renal crónico.

El diagnóstico de ITU en el lactante exige la presencia de leucocituria (test de esterasa leucocitaria positivo), bacteriuria y ≥ 50.000

colonias/mL de un único patógeno en una muestra de orina recogida mediante método estéril.

La recogida de orina mediante bolsa perineal es la prueba de *screening* de elección, analizándose mediante el test de esterasa leucocitaria (especificidad del 80%) y la presencia de nitrituria (especificidad >95%). La negatividad de ambos parámetros permite descartar la ITU con una alta probabilidad. La presencia de leucocituria debe confirmarse mediante la recogida de orina por método estéril (sondaje uretral o punción suprapúbica) que se utilizará para realizar urocultivo y tinción de Gram.

Meningitis: su incidencia ha disminuido de tal forma que las guías no recomiendan la realización rutinaria de PL en el lactante febril entre 3 y 24 meses con exploración neurológica normal.

Neumonía: la mayoría de las infecciones de vías respiratorias bajas son de etiología viral, y los hallazgos radiográficos no son diagnósticos, motivo por el cual no está indicada la realización rutinaria de radiografías de tórax en el lactante febril.

Infección viral: la introducción de los test de diagnóstico virológico rápido en el manejo del lactante febril ha reducido el uso de pruebas complementarias y antibióticos y las estancias hospitalarias. *Adenovirus, herpesvirus humano tipo 6 y enterovirus* son los virus más frecuentes encontrados en lactantes febriles.

- <u>Lactantes < 3 meses</u>: la detección de una infección viral específica no elimina por completo el riesgo de una IBI coexistente, por lo que se recomienda la realización de análisis de orina, sangre y LCR para descartar la presencia de IBIs.

- Lactantes entre 3-24 meses: la detección de una infección viral disminuye notablemente el riesgo de IBI, siendo el manejo de estos pacientes más conservador.

3.3 FACTORES A TENER EN CUENTA

A la hora de valorar a un lactante febril el factor fundamental a tener en cuenta es la alteración del estado general, ya que incrementa el riesgo de infección grave. También se deben valorar la edad, temperatura, antecedentes y estado vacunal del lactante.

- **Triángulo de Evaluación Pediátrica** (TEP): es una herramienta que permite obtener una 1ª impresión clínica del paciente utilizando la vista y el oído. Valora la apariencia, respiración y circulación, considerándose estable cuando los 3 parámetros son normales.
- **Edad**: las guías para el manejo de la FSF en el lactante distinguen 2 grupos de edad, menores de 3 meses y entre 3-24 meses, ya que la etiología es diferente.
- **Temperatura**: no existe relación directa entre el grado de Tª y el riesgo de IBI, si bien a partir de cierta Tª se incrementa la prevalencia de IBIs:
  - Lactantes < 3 meses: se recomienda descartar ITU y BO en cualquier paciente febril. En neonatos con fiebre habrá

que descartar también la meningitis incluso en pacientes con TEP normal.
- Lactantes entre 3-24 meses: se recomienda descartar ITU en niñas con Tª > 39 °C y en niños menores de 12 meses con Tª > 39 °C.

- **Antecedentes personales**: orientan hacia el riesgo infeccioso la inmunodepresión (corticoterapia, asplenia, cáncer), presencia de dispositivos mecánicos, enfermedad crónica (neumopatía, uropatía), patología reciente (infección, cirugía).
- **Estado vacunal**: es fundamental valorar la inmunización frente a *H. influenzae* y *S. pneumoniae*.

3.4 MANEJO DEL LACTANTE CON FSF

Hasta el momento no se dispone de un test o combinación de test y hallazgos clínicos lo suficientemente consistentes como para identificar de manera fiable una IBI en el lactante febril. Es por tanto necesario el desarrollo de protocolos para la evaluación y manejo del niño con FSF.

Anamnesis: debe recoger el sexo, la edad, antecedentes obstétricos, factores de riesgo infeccioso, estado vacunal, grado y tiempo de evolución de la fiebre, síntomas acompañantes, tratamientos previos recibidos, contacto con enfermos. También es fundamental valorar otras posibles causas de fiebre (como vacunación en las últimas 24 horas). Se debe tener en cuenta que ni el arropamiento excesivo ni la dentición deben considerarse causantes de dicha fiebre.

Exploración física: es fundamental valorar el TEP, constantes vitales (Tª en todos los casos, FC, FR, PA y sat.O_2 según la situación clínica), presencia de exantemas y signos meníngeos, y realizar la exploración minuciosa por aparatos.

Los signos clínicos de alarma en el niño que nos orientan hacia una posible IBI son: cambios en su comportamiento (somnolencia, irritabilidad, cambios en el patrón del llanto, no ingesta de líquidos en las últimas 24 horas), respiración (crepitantes, ruidos respiratorios disminuidos, taquipnea, bradipnea) y/o circulación (cianosis, tiempo de relleno capilar aumentado, hipotensión), Tª elevada, signos meníngeos positivos, exantema petequial, convulsiones o disminución del nivel de consciencia.

Pruebas complementarias: la anamnesis y el examen físico inicial no nos permiten detectar todos los casos de IBI, por lo que la realización de pruebas de laboratorio e imagen va a ser fundamental en la valoración del lactante con FSF.

Lactante < 3 meses:

- Pruebas obligatorias: en todo lactante febril menor de 3 meses debe solicitarse:
  - Análisis de orina (tiras reactivas), tinción de Gram y urocultivo.
  - Análisis de sangre (hemograma, PCT y PCR) y hemocultivo:
    - Fórmula leucocitaria: los leucocitos y neutrófilos totales son las pruebas de *screening* más utilizadas

para descartar una IBI. Diversos estudios han demostrado que sus valores son más útiles en neonatos, donde valores de leucocitos totales > 15.000/mm^3 o < 5.000/mm^3 y/o neutrófilos totales > 10.000/mm^3 orientan hacia un origen bacteriano de la fiebre.
- Marcadores de inflamación: la utilidad de los niveles de proteína C reactiva (PCR) en estos casos está aún siendo estudiada. Por su parte, los niveles de procalcitonina (PCT) aumentan más rápido en infecciones bacterianas, y se correlacionan con la severidad y mortalidad del cuadro. Sin embargo, los estudios muestran resultados poco consistentes en cuanto a su precisión a la hora de distinguir entre infección viral y bacteriana, no pudiendo ser utilizado como test de *screening* único para descartar una IBI.

- Otras pruebas:
  - Punción lumbar: el análisis de LCR (bioquímica, cultivo bacteriano, tinción de Gram y RCP para *enterovirus* y *parechovirus*) está indicado en:
    - Lactantes con TEP alterado o sospecha clínica de meningitis/encefalitis.
    - Lactantes ≤ 21 días de vida.

- Lactantes entre 22-90 días con TEP normal y PCT ≥ 0.5 ng/mL. En casos de elevación de PCR o neutrofilia se deberá individualizar su indicación.
- Diagnóstico virológico rápido (RCP):
  - Para *virus influenza*: deberá solicitarse de manera prioritaria en épocas epidémicas, ya que su positividad disminuye el riesgo de IBI coexistente. En lactantes > 28 días, si la prueba es positiva y el análisis de orina no muestra leucocituria, no estará indicada la analítica sanguínea.
  - Para *enterovirus*: en LCR en todo lactante al que se le realice PL, y en sangre en épocas epidémicas.
  - Para *virus respiratorio sincitial*: su positividad no disminuye el riesgo de IBI, por lo que no está indicada de rutina.
  - Para *virus herpes simple*: en LCR está indicada en lactantes con factores de riesgo para dicha infección (parto instrumentado, convulsiones, pleocitosis en LCR, lesiones cutáneas).

Nos orientan hacia un alto riesgo de IBI: leucocituria, PCT ≥ 0,5 ng/mL. Una PCR > 20 mg/L o neutrófilos > 10.000/mcL dan lugar a un riesgo intermedio de IBI.

Lactante entre 3-24 meses:
- Análisis de orina, tinción de Gram y urocultivo: están indicados en:
  - Lactantes con sospecha clínica de ITU.
  - Varones < 1 año con Tª > 39 °C.
  - Niñas < 2 años con Tª > 39 °C.
  - Recomendable en: lactantes con fiebre moderada de varios días de evolución y niños con fiebre e ITUs previas.
- Hemocultivo: debe solicitarse en lactantes con aspecto séptico (TEP alterado y/o lesiones cutáneas sugestivas de meningococemia), con riesgo elevado de BO (BEG y Tª > 40,5 °C o > 39,5 °C si ha recibido menos de 2 dosis de VCN), con fiebre y sospecha de ITU (leucocituria y/o nitrituria), inmunodeprimidos.
- Análisis de sangre: las pruebas de respuesta inflamatoria están indicadas siempre que se extraiga un hemocultivo:
  - Recuento leucocitario:
    - Leucocitosis > 15.000/mcL, sobre todo si se acompaña de predominio de PMN, aumenta el riesgo de IBI. En lactantes con > 20.000 leucocitos/mcL o > 10.000 neutrófilos/mcL (sobre todo si son mayores de 12 meses y tienen PCR elevada), se recomienda realizar una radiografía de tórax, porque se relaciona con mayor riesgo de neumonía.

- Leucopenia < 5.000/mcL, en pacientes con BEG se asocia con procesos víricos, y en pacientes sépticos es un factor de mal pronóstico.
- Leucocitos entre 5.000-15.000/mcL (recuento normal), con fórmula normal, sugiere un bajo riesgo de infección bacteriana.
- PCR sérica: tiene un valor limitado para identificar IBIs en el lactante mayor, aumentando su rentabilidad en procesos de más de 6-12 horas de evolución.
- PCT sérica: su valor se eleva más rápidamente en IBIs, teniendo una mayor rentabilidad que los parámetros anteriores, en especial en fases iniciales del proceso febril (primeras 6-24 horas). Valores > 0,5 ng/mL incrementa el riesgo de IBI.
- Punción lumbar: el examen de LCR está indicado en lactantes con sospecha clínica de meningitis o encefalitis. Se debe valorar la realización previa de pruebas de imagen si se sospecha de hipertensión intracraneal.
- Diagnóstico virológico rápido: RCP de:
  - LCR (*enterovirus*, *S. pneumoniae* y *N. meningitidis*): está indicada siempre que se realice PL para descartar una infección del SNC.
  - Sangre (*S. pneumoniae* y *N. meningitidis*): está indicada siempre que se solicite hemocultivo por sospecha de IBI.

- *Virus influenza*: está indicada sólo en caso de epidemia gripal en lactantes febriles de entre 3-24 meses en los que se solicita analítica sanguínea, con patología crónica que aumenta el riesgo de infección gripal grave o que pueda verse descompensada por esta y/o con sospecha de infección gripal grave.

Confirmación diagnóstica: actualmente los cultivos de fluidos corporales constituyen la prueba de referencia en el diagnóstico de las IBIs. Sin embargo, la rentabilidad de los hemocultivos es limitada y la tasa de falsos negativos es desconocida. Además, el tiempo que los microorganismos tardan en crecer da lugar a ingresos y tratamientos antibióticos prolongados, hasta que la negatividad del cultivo pueda ser confirmada. Por este motivo los expertos sugieren la no costo-efectividad de obtener hemocultivos rutinarios en lactantes febriles de entre 3-24 meses. Esto está llevando al desarrollo de nuevas técnicas de detección de patógenos (sistemas de RCP múltiple) y medición de la respuesta específica del hospedador al patógeno.

3.5 TRATAMIENTO

Tratamiento antitérmico: su principal objetivo es mejorar el estado general del paciente, ya que no hay evidencia de que la respuesta a los antitérmicos se relacione con la gravedad de la infección.

La elección del antitérmico debe basarse en las preferencias del niño y en la existencia o no de componente inflamatorio asociado, ya que ninguno ha demostrado superioridad en cuanto a mejoría del estado general. Además, no se recomienda la alternancia de antitérmicos de manera sistemática por el riesgo de confusión entre dosis y para evitar reforzar la "fiebrefobia" familiar, si bien en casos seleccionados de fiebre elevada y malestar general puede estar indicado su uso. Tampoco se recomienda el uso de medidas externas de enfriamiento, ya que pueden aumentar el malestar del paciente.

- Lactante < 3 meses: Paracetamol a dosis de 10-15 mg/kg vía oral o rectal, cada 4-6 h. La dosis máxima diaria es de 60 mg/kg en neonatos y 75 mg/kg en lactantes.
- Lactante 3-24 meses:
  - Paracetamol: efecto antipirético potente y analgésico moderado. Posología: dosis de 10-15 mg/kg VO, IV o rectal, cada 4-6 horas. La dosis máxima diaria es 75 mg/kg por vía oral o rectal, y 60 mg/kg por vía intraenosa.
  - Ibuprofeno: efecto analgésico, antipirético y antiinflamatorio. Debe usarse con precaución en niños con insuficiencia renal y/o hepática, y no suele emplearse en menores de 6 meses. Posología: dosis de 5-10 mg/kg VO, cada 6-8 horas (efecto antipirético más prolongado). A dosis altas (10 mg/kg) se utiliza como antiinflamatorio. La dosis máxima diaria es 40 mg/kg.
  - Metamizol: efecto analgésico más potente que el paracetamol y antipirético, con cierto efecto espasmolítico. Puede producir hipotensión si se administra de forma rápida por vía intravenosa. No se

recomienda en menores de 1 año. Posología: dosis de 20-40 mg/kg por vía oral o intravenosa cada 6 horas (dosis máxima: 6 g/día).

Tratamiento antibiótico: está indicado el ingreso e inicio de antibioterapia empírica en lactantes que cumplan alguno de los siguientes criterios:

- TEP alterado
- Edad ≤ 21 días
- Sospecha de ITU en < 2 meses
- PCT ≥ 0.5 ng/mL.
- PCR > 20-40 mg/L, leucocitos > 15.000/mcL o neutrófilos > 10.000/mcL: si no hay otros factores de riesgo asociados, se recomienda ingreso para control clínico durante las primeras horas al menos para valorar la evolución.

Antibióticos empíricos: la elección del ATB depende de la epidemiología local y la edad del paciente:

- <u>Neonatos</u>: Ampicilina y Gentamicina por vía intravenosa. En caso de alteración del LCR, la pauta debe ser ampicilina y cefotaxima.
- <u>Lactantes 1-3 meses</u>: cefotaxima o ceftriaxona.
- <u>Lactantes mayores de 3 meses</u>: ceftriaxona (puede administrarse en dosis única a 50 mg/kg).

Tratamiento antiviral: asociar Aciclovir IV (20 mg/kg cada 8 h) en todo paciente con convulsiones y vesículas mucocutáneas o signos sugestivos de encefalitis.

3.6 PROTOCOLO DE ACTUACIÓN EN URGENCIAS

FSF en el lactante menor de 3 meses: la mayor frecuencia de IBIs en estos pacientes hace que sea recomendable su derivación a un centro hospitalario para la realización de una evaluación completa de sepsis e ingreso para observación (Figura 1).

FSF en el lactante de entre 3-24 meses: la mayoría de estos pacientes pueden ser manejados a nivel ambulatorio (Figura 2).

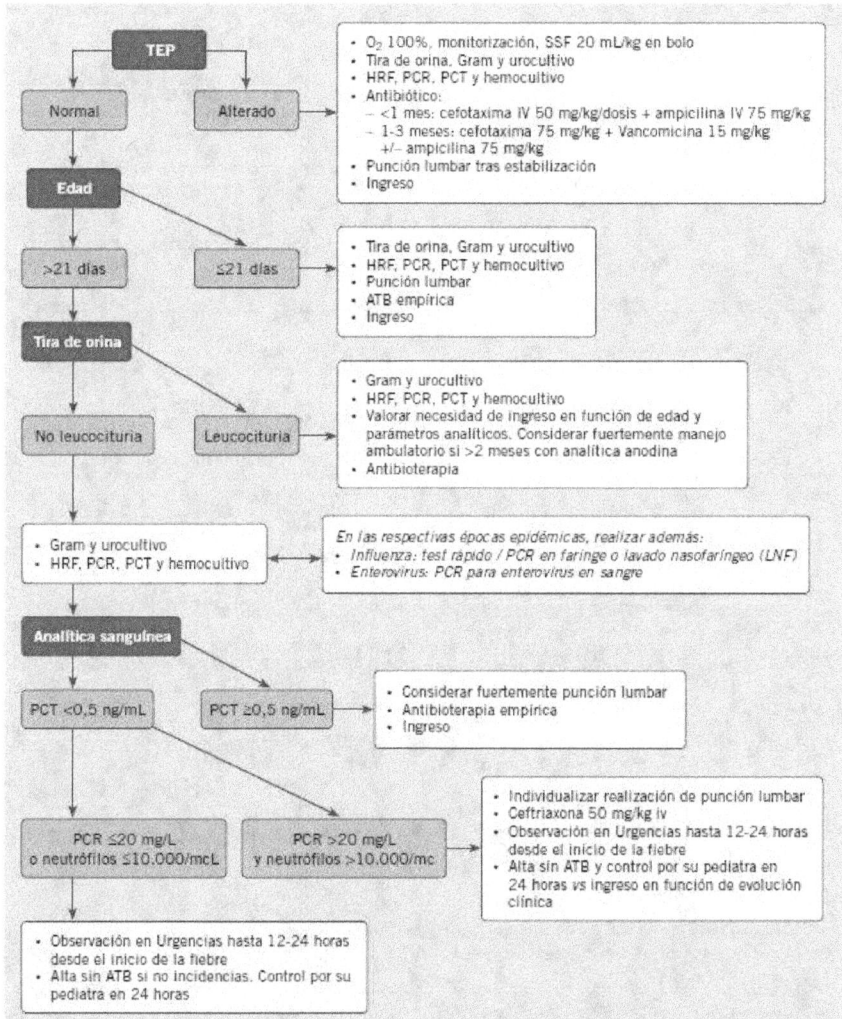

Figura 1: Manejo del lactante menor de 3 meses de edad con fiebre sin foco. PCR: Proteína C reactiva, SSF: Suero salino fisiológico; PCT: Procalcitonina; ATB: Antibiótico; HRF: Hemograma, recuento y fórmula. Extraído de Gómez B, Mintegi S. Fiebre sin foco. Pediatr Integral. 2018;22(5):211-218

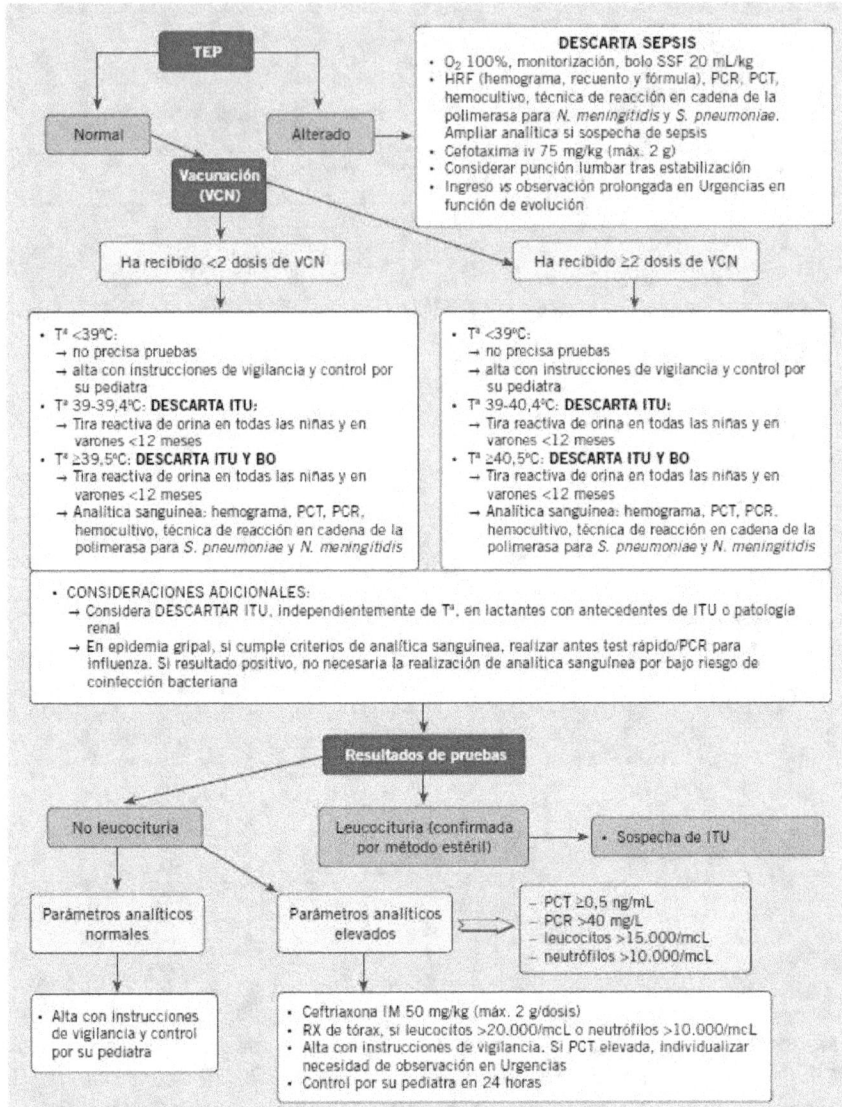

Figura 2: Manejo del lactante con 3-24 meses de edad con fiebre sin foco. ITU: Infección del tracto urinario; BO: Bacteriemia oculta; PCR: Proteína C reactiva, SSF: Suero salino fisiológico; PCT: Procalcitonina. Extraído de Gómez B, Mintegi S. Fiebre sin foco. Pediatr Integral. 2018;22(5):211-218

5. REFERENCIAS

- Arora R, Mahajan P. Evaluation of child with fever without source, review of literature and update. Pediatr Clin N Am. 2013;60(5):1049-1062. doi: 10.1016/j.pcl.2013.06.009.
- Barbi E, Marzuillo P, Neri E, Naviglio S, Krauss BS. Fever in children: pearls and pitfalls. Child Aust. 2017;4:81. doi: 10.3390/children4090081.
- Calvo C, de Ceano-Vivas M. Fiebre sin foco en lactantes menores de 3 meses. ¿Qué hay de nuevo? An Pediatr (Barc). 2017;87:1-2. doi: 10.1016/j.anpedi.2017.02.013.
- Díaz Santarén H, Gómez Cortés B. Fiebre sin focalidad en el menor de 3 meses. En: Benito Fernández FJ, Mintegi Raso S directores. Urgencias pediátricas. 2ª ed. España: Editorial Médica Panamericana; 2019:540-544.
- Gómez B, Mintegi S. Fiebre sin foco. Pediatr Integral. 2018;22(5):211-218. Disponible en: https://www.pediatriaintegral.es/publicacion-2018-07/fiebre-sin-foco-2/
- Hamilton JL, John SP. Evaluation of fever in infants and young children. Am Fam Physician. 2013;87(4):254-260.
- Rodríguez Merino E, Mintegi Raso S. Fiebre sin focalidad en el lactante de 3-24 meses. En: Benito Fernández FJ, Mintegi Raso S directores. Urgencias pediátricas. 2ª ed. España: Editorial Médica Panamericana; 2019:545-449.

- Ruiz Contreras J, Albañil Ballesteros MR. Abordaje del niño con fiebre sin foco. En AEPap ed. Curso de Actualización Pediatría 2015. Madrid: Lúa Ediciones 3.0; 2015:31-38.

CAPÍTULO 16
CRISIS ASMÁTICA EN PEDIATRÍA

Myriam Salvá Arteaga, Cristina García Muro, Ignacio García Muga, Inés Amich Alemany, Bibiana Riaño Méndez

1. INTRODUCCIÓN

De entre las posibles urgencias médicas que se atienden en Pediatría, las crisis asmáticas son una de los motivos de consulta más frecuentes, pudiendo alcanzar el 15% en épocas otoñales. Su diagnóstico y manejo constituyen por tanto un apartado fundamental en la formación de cualquier médico de Urgencias.

Las crisis asmáticas tienen una fisiopatología compleja, basada en una hiperreactividad bronquial, a la que se suma un componente inflamatorio importante de las vías respiratorias, que dan lugar a una obstrucción reversible de la vía aérea. Estas alteraciones fisiopatológicas, se traducen en dificultad respiratoria, tos y/o dolor torácico, siendo frecuente la alteración del triángulo de evaluación pediátrica.

Ante todo paciente sospechoso de estar sufriendo una exacerbación asmática, deberemos realizar una buena historia clínica, una exploración física lo más completa posible y un registro de constantes vitales adecuado. Combinando aspectos clínicos con la toma de constantes, podremos categorizar la gravedad del cuadro, decidiendo así las pruebas complementarias y los tratamientos más adecuados en cada momento.

Los broncodilatadores inhalados constituyen la base del tratamiento, favoreciendo la rápida reversión del broncoespasmo. En casos moderados y graves se deben administrar además corticoides sistémicos, con el objetivo de reducir el componente inflamatorio del cuadro agudo. En caso de presentarse hipoxemia mantenida o trabajo respiratorio importante se debe aportar oxígeno suplementario.

A pesar de un adecuado manejo en los servicios de Urgencias, alrededor de un 15% de los pacientes atendidos precisarán ingreso hospitalario.

2. CASO CLÍNICO

Niña de 7 años que acude a servicio de Urgencias por disnea de 24 horas de evolución, habiendo administrado 3 puff de salbutamol inhalado con cámara espaciadora en domicilio, sin mejoría aparente. Refiere cuadro catarral los días previos con rinorrea abundante y tos no productiva que ha ido en aumento. Ha permanecido afebril en todo momento.

Como antecedentes personales destacan 3 ingresos por crisis asmáticas moderadas-graves, que no precisaron ingreso en UCI pediátrica. Actualmente no recibe tratamiento de base. No refiere alergias alimentarias o medicamentosas.

A su llegada a Urgencias se toman constantes con temperatura axilar de 36.6 °C, frecuencia cardiaca (FC) 155 lpm, frecuencia respiratoria (FR) 45 rpm, saturación de oxígeno ($SatO_2$) 85%. A la exploración se constata

Triángulo de evaluación pediátrica (TEP) inestable con afectación del lado de respiración y apariencia. Se aprecia palidez de piel y mucosas, sin evidenciarse cianosis a ningún nivel. Se constata buen estado de hidratación y perfusión, con relleno capilar menor de 2 segundos. Exploración neurológica sin hallazgos patológicos. Otoscopia normal bilateral con orofaringe levemente hiperémica. En la auscultación cardiaca (AC) se encuentra taquicárdica, sin soplos ni extratonos. A nivel respiratorio presenta evidentes signos de trabajo respiratorio con tiraje subcostal y en yugulum marcado, apreciándose en la auscultación pulmonar (AP) una regular entrada de aire bilateral, sin asimetrías y sibilancias espiratorias generalizadas. Se calcula un Pulmonary Score de 6, clasificando la crisis asmática como moderada.

Tras la valoración inicial se administra una nebulización de salbutamol a 0,15 mg/kg, con 250 mcg de bromuro de ipratropio y una dosis de prednisolona oral a 1 mg/kg. Tras el tratamiento inicial se comprueba una mejoría del trabajo respiratorio con menor utilización de músculos accesorios, persistiendo hipoxemia (SatO$_2$ basal de 87%) y sibilantes espiratorios, por lo que se decide administrar una nueva dosis de broncodilatador. Se reevalúa a la paciente después de la segunda nebulización de salbutamol, constatándose una mejoría clínica evidente con leve tiraje subcostal, buena entrada de aire bilateral sin asimetrías, sibilantes telespiratorios y FR de 30 rpm, persistiendo la hipoxemia y presentando en este momento un Pulmonary Score de 3.

Permanece en observación de Urgencias con gafas nasales (GN) a 2 litros por minuto (lpm) para mantener SatO$_2$ por encima de 90%. Una hora tras la administración de la segunda dosis de broncodilatador presenta empeoramiento súbito, reapareciendo tiraje subcostal marcado, adoptando una posición en trípode y con dificultad para el habla. En la AP presenta regular entrada de aire bilateral, sin asimetrías, sibilantes espiratorios difusos audibles sin estetoscopio y espiración alargada, con FR de 55 rpm. En este momento se encuentra taquicárdica a 155 lpm y con una $SatO_2$ de 85% a pesar oxígeno en gafas nasales a 2 lpm. Presenta una puntuación de Pulmonary Score de 8, pasando a tratarse de una crisis grave.

Se decide intensificar el tratamiento. Se administra una nueva nebulización de salbutamol. Se canaliza una vía venosa periférica y se pauta metilpredniosolona a 1 mg/kg y sulfato de magnesio a 40 mg/kg. Se realiza una radiografía de tórax en la que se evidencia atrapamiento aéreo con ligera horizontalización costal, sin condensaciones ni atelectasias. Se extrae analítica sanguínea con gasometría venosa, que muestra acidosis respiratoria e hipercapnia (pH 7.25, pCO_2 53 mmHg, pO_2 63 mmHg, HCO_3^- 23.0 mmol/L, exceso de base -4.8 mmol/L). En la bioquímica cabe destacar una glucosa de 169.0 mg/dL, potasio de 3.7 mmol/L y proteína C reactiva de 9 mg/L.

Dada la falta de respuesta a la medicación administrada y la alteración gasométrica que presenta la paciente se decide iniciar ventilación no invasiva (VNI) en modalidad de dos niveles de presión con interfase facial total. La paciente presenta muy buena adaptación desde el inicio, presentando una mejoría evidente, con desaparición progresiva de los signos de dificultad respiratoria y disminución de la FR hasta 30 en la primera hora de la ventilación.

Se deja a dieta absoluta, iniciando sueroterapia a 70% de necesidades basales con suero glucosalino al 5% con cloruro potásico.

Pasadas dos horas del inicio de la ventilación no invasiva, se repite gasometría venosa, objetivándose la corrección de la acidosis respiratoria, y normalización de la hipercapnia (pH 7.35, pCO_2 44.0 mmHg, pO_2 124.0 mmHg, HCO_3^- 24.0 mmol/L, exceso de base -1.5 mmol/L).

Tras la estabilización inicial de la paciente, se decide traslado a centro con UCI Pediátrica.

3. DISCUSIÓN

Las exacerbaciones asmáticas constituyen un reto diagnóstico y terapéutico frecuente en cualquier servicio de Urgencias, sobretodo, durante los meses de otoño e invierno. En sí mismas, suponen un empeoramiento a nivel respiratorio respecto al estado basal de un paciente con asma, y pueden requerir atención médica inmediata.

Los desencadenantes incluyen diversos factores, tales como la exposición a diferentes alérgenos (epitelio animal, pólenes, ácaros etc.) o las infecciones virales (rinovirus, virus respiratorio sincitial etc.). No hemos de olvidar que una mala adherencia al tratamiento de base puede propiciar la existencia de exacerbaciones asmáticas. A lo anterior hemos de sumar los agentes catalogados como agravantes (reflujo gastroesofágico, ejercicio físico, humo de tabaco, estímulos meteorológicos, aire frío, factores hormonales, situaciones de estrés emocional, veneno de himenópteros, ciertos fármacos, etc.).

La fisiopatología del asma es compleja y se caracteriza por una inflamación de la vía aérea que conlleva dificultad respiratoria, sibilancias, tos e incluso dolor torácico. La clínica puede aparecer de forma gradual o súbitamente.

Un paciente afecto por una crisis asmática tiene habitualmente un **TEP** (Figura 1) alterado a expensas del componente respiratorio, a esto se puede sumar la alteración de la apariencia e incluso de la circulación en casos de mayor gravedad.

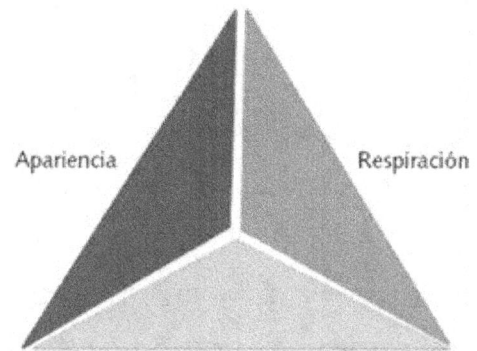

Figura 1: Triángulo de evaluación pediátrica

El TEP es una herramienta muy útil en Pediatría y nos proporciona una impresión general del paciente. Se evalúa rápidamente, únicamente valorando y oyendo al paciente, sin utilizar las manos ni instrumentos y nos da una visión objetiva. El TEP está compuesto por tres lados o aspectos que se deben valorar: la respiración, la circulación y el aspecto general o apariencia. La gravedad de un paciente será mayor cuantos más lados del triángulo se vean afectados.

El niño con una crisis asmática presenta habitualmente sensación de disnea, con aumento de la frecuencia respiratoria. En ocasiones se observan signos externos de trabajo respiratorio tales como aleteo nasal, retracción subcostal o empleo de músculos accesorios. Debemos prestar especial atención a ciertos signos de alarma que podrían indicar una mayor gravedad del cuadro como respiración lenta y dificultosa, retracciones marcadas con utilización extensa de músculos accesorios, intolerancia al decúbito con preferencia por la sedestación e incluso posición de trípode, así como apariencia anormal determinada por somnolencia, irritabilidad o dificultad para el habla.

La auscultación pulmonar es de elevada importancia, las sibilancias son el sonido más característico de esta patología, aunque también pueden aparecer roncus y crepitantes. Los sibilantes se generan por la oscilación de la vía aérea central o inferior, y traducen la obstrucción al flujo aéreo que tiene lugar en la crisis asmática. Pueden presentarse al final de la espiración, a lo largo de la misma, tanto en espiración como en inspiración o bien no ser audible debido a una marcada hipoventilación, lo que nos indicaría una mayor gravedad. En ocasiones los sibilantes son audibles sin necesidad de utilizar el estetoscopio, implicando en este caso también mayor gravedad.

La tos constituye un signo precoz, es característicamente seca, de predominio nocturno y disneizante. El trabajo respiratorio puede expresarse mediante un aumento de la frecuencia respiratoria, con alargamiento de la espiración, empleo de músculos accesorios, que ocasionan la aparición de tiraje subcostal, intercostal y supraesternal, y en niños más pequeños con dificultad respiratoria severa puede aparecer incluso bamboleo abdominal.

En cuanto a las constantes vitales, además de la taquipnea ya comentada podremos encontrar típicamente taquicardia e hipoxemia. Valores iniciales de $SatO_2$ < 92% se relacionan con mayores tasas de ingreso hospitalario y estancias más prolongadas en los servicios de Urgencias.

Es fundamental al valorar un paciente que está sufriendo una exacerbación asmática, definir la gravedad de la misma, para así elaborar un plan de tratamiento y cuidados adecuados. Conseguir tener en cuenta todos los factores que hemos de explorar en esta patología, para así decidir una actuación clínica adecuada, resulta complicado, y depende en parte de la subjetividad propia de cualquier observador. Con la intención de facilitar este proceso, se han desarrollado escalas que tratan de apoyarnos a la hora de clasificar un paciente en función de su gravedad. Una de las más utilizadas y que ha sido validada clínicamente es la Pulmonary Score (Tabla 1). Constituye una herramienta sencilla y rápida de utilizar, muy extendida en los servicios de Urgencias pediátricas. Si bien es cierto que presenta algunas limitaciones, no habiendo sido validada en menores de 5 años ni en aquellos con crisis más severas.

Tabla 1. PULMONARY SCORE (PS)				
Puntuación	FR por edad		Sibilancias	Uso de músculos accesorios
	< 6 años	> 6 años		
0	< 30	< 20	No	No
1	31-45	21-35	Final espiración	Leve
2	46-60	36-50	Toda la espiración	Moderado
3	> 60	> 50	Inspiración y espiración sin fonendoscopio*	Máximo

Si no hay sibilancias y la actividad del esternocleidomastoideo (ECM) está aumentada, puntuar 3

La estratificación se define mediante la suma de puntos obtenida en tres categorías: frecuencia respiratoria por edad, sibilancias y uso de músculos accesorios (ECM). El resultado obtenido puede oscilar entre 0 y 9 puntos, que a su vez comprenden 3 niveles de gravedad: leve (PS < 3), moderado (PS 4-6), o grave (PS > 6).

Finalmente, para concretar un grado de gravedad definitivo, combinamos el valor del PS y la $SatO_2$:

- Si PS < 3 y $SatO_2$ > 94%: gravedad leve
- Si PS 4-6 y $SatO_2$ 91-94%: gravedad moderada
- Si PS > 6 o $SatO_2$ < 91%: gravedad severa

En caso de discordancia entre la puntuación clínica y la saturación de oxigeno se utilizará el que otorgue mayor gravedad.

La historia clínica y la exploración física suelen ser suficientes para llegar al diagnóstico de crisis asmática, y la realización de pruebas complementarias no está indicada de forma rutinaria en estos procesos, sino que quedarían reservadas para casos graves, con mala evolución, o aquellos que nos planteen dudas diagnósticas

- Radiografía de tórax: indicada en casos graves o en aquellos en los que encontramos asimetría en la auscultación a pesar del tratamiento. En casos con mala evolución, pueden surgir complicaciones que podríamos valorar mediante la radiografía, como neumonías, neumotórax o atelectasias.
- Gasometría: también reservada para casos graves o con empeoramiento progresivo a pesar de la administración del tratamiento adecuado. Los casos que asocien somnolencia nos deben alertar de la posibilidad de retención de CO_2.
- Reactantes de fase aguda: en casos graves con sospecha de sobreinfección bacteriana se puede completar la evaluación con hemograma y bioquímica.

Generalmente la historia de episodios previos nos orienta hacia el diagnóstico de crisis asmática, pero se deben tener en cuenta otros procesos como bronquiolitis, laringitis, neumonía, aspiración de cuerpo extraño, hiperventilación psicógena o secundaria a trastornos metabólicos, anafilaxia...

El objetivo del tratamiento de la crisis asmática en Urgencias es la reversión del broncoespasmo y la disminución de la inflamación de las vías respiratorias.

En caso de que nos encontremos a un paciente inestable, se deben iniciar maniobras de estabilización (ABCDE). Sin embargo, lo más habitual es que el paciente se encuentre estable, con grado variable de dificultad respiratoria.

Como medidas generales es fundamental colocar al niño en una postura semi-incorporada que facilite la expansión torácica.

A) Oxígeno

Se debe administrar en pacientes con hipoxemia, con un objetivo de saturación ≥ 92%. Otra indicación para su empleo es el paciente con trabajo respiratorio intenso, aunque la saturación de oxígeno basal sea normal.
En pacientes inestables, se utilizará también durante la estabilización.

B) Agonistas adrenérgicos β2 de acción corta

Se administran por vía inhalada y son la primera línea de tratamiento en la crisis asmática, debido a su efecto broncodilatador. El más utilizado es el salbutamol, por su rápido inicio de acción.

Se deben administrar, siempre que sea posible, con inhalador presurizado y cámara espaciadora (MDI), reservando la vía nebulizada para los casos de crisis graves. Diversos estudios han mostrado que los dispositivos MDI son igual de efectivos que la vía nebulizada.

- Dispositivos MDI con cámara espaciadora: la dosis se calcula dividiendo el peso del paciente entre 3, y administrando un mínimo de 5 pulverizaciones y un máximo de 10. Cada una de las pulsaciones equivale a 100 mcg del fármaco.
- Salbutamol nebulizado: la dosis recomendada es de 0,15mg/kg, con un mínimo de 1,5mg y un máximo de 5mg. Se debe nebulizar con flujos altos (> 6 litros por minuto) para

que las partículas sean de pequeño tamaño y sean capaces de alcanzar las vías respiratorias inferiores. El tratamiento inicial se suele realizar con 3 dosis en la primera hora en casos moderados o severos, y posteriormente a demanda, en función de la gravedad y la evolución.

El salbutamol es un fármaco habitualmente bien tolerado, pudiendo presentar efectos secundarios leves como taquicardia, hiperactividad, temblor. Existen otros efectos más severos que son menos frecuentes y que precisan de la administración de dosis más elevadas, como son la hipopotasemia y la hiperglucemia.

C) Corticoides sistémicos

Tienen efecto antiinflamatorio a nivel de la vía respiratoria. Se deben administrar de manera precoz en el tratamiento de las crisis moderadas y graves. Su efecto no es inmediato, sino que se inicia a las 4 horas de su administración, manteniéndose durante más de 24 horas.

La vía oral es de elección, reservando la vía intravenosa para casos graves o con intolerancia oral. No se recomiendan los corticoides inhalados en las exacerbaciones asmáticas, empleándose solo esta vía para el tratamiento de mantenimiento del asma.

En cuanto a los fármacos, el más empleado es la prednisona o prednisolona a dosis de 1-2 mg/kg/día durante 3 a 5 días. Como alternativa, se podría emplear dexametasona a dosis de 0,6mg/kg en una dosis única o dos dosis (la segunda dosis se administra a las 24 horas de la primera), ya que podría facilitar la adherencia al tratamiento, con la misma eficacia y seguridad que la prednisona o prednisolona.

D) Bromuro de ipratropio

Fármaco anticolinérgico con efecto broncodilatador de acción más lenta que los agonistas β2 de acción corta, pero con duración más prolongada. Su administración estaría indicada en casos moderados y graves, asociado al tratamiento con salbutamol. Su administración conjunta conlleva generalmente una mejoría más rápida, evitando en ocasiones el ingreso hospitalario. Sin embargo, su empleo en pacientes hospitalizados no está indicado, dado que no disminuye la estancia hospitalaria ni acelera la recuperación.

Se administra en dispositivos MDI con cámara espaciadora en dosis estándar de 4 pulsaciones (equivalentes a 80 mcg) o nebulizado (250 mcg en menores de 20 kg y 500 mcg en mayores de 20 kg).

E) Sulfato de magnesio

Fármaco indicado en crisis graves, en dosis única de 40mg/kg. Se debe administrar en perfusión en unos 20-30 minutos por vía intravenosa. Como efecto secundario principal destaca la hipotensión, por lo que se debe monitorizar la tensión arterial.

F) Soporte respiratorio

- <u>Oxigenoterapia de alto flujo</u>: son dispositivos que proporcionan un flujo de oxígeno solo o mezclado con aire ambiente, por encima del pico de flujo inspiratorio del paciente, con un aire húmedo y caliente, lo que los hace confortables para el niño. Este tipo de soporte respiratorio, se pude considerar en algunos pacientes en los que persiste la dificultad respiratoria o la hipoxemia a pesar de la aplicación de oxígeno con mascarilla en reservorio. Su uso en este aspecto es controvertido, y no existe evidencia disponible para recomendarlo de forma rutinaria en el manejo de la crisis asmática en Urgencias.

- <u>Ventilación mecánica</u>: los objetivos de la ventilación mecánica en la crisis asmática son proporcionar un intercambio gaseoso suficiente hasta que revierta la obstrucción de la vía aérea, minimizar las complicaciones asociadas a las reagudizaciones y permitir el descanso de los músculos respiratorios. Actualmente la ventilación no invasiva es una alternativa cada vez más utilizada que evita un gran porcentaje de intubaciones. Se prefiere el empleo de doble nivel de presión en la vía aérea (BiPAP) para evitar el colapso de las vías aéreas pequeñas en espiración con una presión espiratoria (EPAP), y aumentar el flujo inspiratorio descargando el trabajo de los músculos respiratorios al aplicar una presión inspiratoria (IPAP). En algunas ocasiones no es suficiente con esta modalidad de ventilación y se debe proceder a la intubación del paciente y empleo de ventilación mecánica convencional.

**Criterios de alta y tratamiento al alta

Se considera que pueden ser dados de alta a domicilio con tratamiento ambulatorio los niños que se mantienen estables con un Pulmonary Score ≤ 2 y saturación ≥ 92% tras el tratamiento administrado, sin signos de dificultad respiratoria.

En todos los niños valorados en los servicios de Urgencias por una crisis asmática que se dan de alta, se debe recomendar el control clínico en 24 o 48 horas en su Centro de Salud.

- *Agonistas adrenérgicos ß2 de acción corta*: deben administrarse 5 pulsaciones de salbutamol con dispositivo MDI y cámara espaciadora. La frecuencia de administración inicialmente es a demanda y posteriormente se irá espaciando según las recomendaciones de su pediatra. Es fundamental revisar la técnica de inhalación antes del alta, para corregir posibles errores en su administración, que podrían ser causa de un nuevo empeoramiento.
- *Corticoterapia*: en los casos en los que se haya iniciado una pauta de corticoide oral en Urgencias, se debe completar en domicilio según la pauta descrita previamente.
- *Información a la familia*: se debe tranquilizar a los padres y explicar los signos de dificultad respiratoria que deben vigilar en domicilio, así como las indicaciones de volver al servicio de Urgencias y proporcionarles instrucciones claras de manejo de la crisis en domicilio. También, si es posible, se

debe entregar información escrita sobre el tratamiento y la forma de administración de la medicación nebulizada.

Criterios de ingreso en planta de hospitalización

- Ausencia de respuesta una hora después del tratamiento inicial en urgencias.
- Necesidad mantenida de administración de salbutamol con una frecuencia inferior a 2-4 horas en domicilio.
- Hipoxemia con saturación < 92% basal
- Enfermedad grave de base (displasia broncopulmonar, cardiopatías, fibrosis quística, enfermedades neuromusculares)
- Antecedentes de asma de riesgo (ingreso previo en UCI Pediátrica, incumplimiento terapéutico, visitas frecuentes a Urgencias o ingresos en el último año...)
- Mala adherencia al tratamiento, problemática sociofamiliar o dificultad de acceso a la atención sanitaria.
- Complicaciones asociadas a la crisis asmática (neumotórax, neumomediastino, enfisema subcutáneo, atelectasia)

Criterios de ingreso en UCI Pediátrica

- Persistencia de Pulmonary Score grave tras el tratamiento inicial
- Saturación de oxígeno < 90% con FiO_2 > 0,4 o pCO_2 > 45 mmHg a pesar de tratamiento administrado.

- Arritmias

4. REFERENCIAS

- De Arriba Méndez S, Pellegrini Belinchón J, Ortegra Casanueva C. Tratamiento del niño asmático. Pediatr Integral. 2016;XX(2):94-102.
- García de la Rubia S, Pérez Sánchez S. Asma: concepto, fisiopatología, diagnóstico y clasificación. Pediatr Integral. 2016;XX(2):80-93.
- García Herrero MÁ, González Cortés R. Triángulo de evaluación pediátrica. Rev Pediatr Aten Primaria. Supl. 2011;(20):193-196.
- Moral Gil L, Asensio de la Cruz O, Lozano Blasco J. Asma: aspectos clínicos y diagnósticos. Protoc diagn ter pediatr. 2019;2:103-115.
- Sánchez Díaz JI, Llorente de la Fuente A. Ventilación mecánica en el estatus asmático. En: Ventilación mecánica en recién nacidos, lactantes y niños (3ª edición). Editores: Martínez de Azagra A, Serrano A, Casado Flores J. Editorial Ergon, 2018. ISBN: 978-84-17194-02-4.
- Torregrosa MJ, de Frutos Gallego E. Semiología respiratoria. FAPap Monogr. 2015;1:7-12.
- Torres Borrego J, Ortega Casanueva C, Tortajada-Girbés M. Tratamiento del asma pediátrica. tratamiento de la crisis de asma. Protoc diagn ter pediatr. 2019;2:117-132.

CAPÍTULO 17
EL FARMACÉUTICO DE HOSPITAL EN LOS SERVICIOS DE URGENCIAS HOSPITALARIOS

Yared González Pérez, Carlos Sáinz de Rozas Aparicio

1. INTRODUCCION

La profesión Farmacéutica Hospitalaria (FH) tiene la misión de *"mejorar la salud, a través de una atención farmacéutica especializada, capaz de promover una utilización adecuada, segura y coste-eficiente de los medicamentos en el ámbito hospitalario y sus áreas de influencia"*.

Esta profesión ha evolucionado notablemente, pues inicialmente los profesionales se dedicaban únicamente a dispensar medicamentos para cubrir las necesidades de las prescripciones médicas, sin embargo, con el tiempo se han ido adquiriendo nuevos roles profesionales que han permitido actuar como catalizadores exponenciales al desarrollo de la profesión.

Entre los hitos de esta transformación deben destacar: la implementación de la distribución de los medicamentos en dosis unitarias y la preparación centralizada de las mezclas estériles desde los Servicios de Farmacia, es decir, la FH se caracteriza por una cultura basada en la **seguridad**. Por otro lado, se crean las Comisiones de Farmacia y Terapéutica órganos capaces de seleccionar, según criterios de eficiencia, qué medicamentos estarán disponibles para incluir en la Guía Farmacoterapéutica del Hospital. Además, también se constituyen grupos de trabajos o comités con capacidad de evaluar los medicamentos de alto impacto y huérfanos. En este punto la FH adquiere un perfil de **gestión**.

Quizás de los hitos, más importantes ha sido la incorporación del cuarto año de residencia en la formación sanitaria especializada de los Farmacéuticos Internos Residentes, ya que era necesario adquirir habilidades clínicas y redefinir una actividad centrada en el medicamento hacia una centrada en la persona con el objetivo de conseguir un **plan farmacoterapéutico** óptimo y de calidad, ajustado a las necesidades y características de cada individuo.

En la actualidad comienza la FH a incluirse en grupos multidisciplinares clínicos y uno de ellos son los Servicios de Urgencias Hospitalarias (SUH).

2. ¿POR QUÉ EL FARMACÉUTICO HOSPITALARIO PUEDE SER ÚTIL EN LOS SERVICIOS DE URGENCIAS?

Los SUH se caracterizan por ser un área compleja, donde en ciertas ocasiones el tiempo de actuación es vital y existe un riesgo potencial de aparición de Problemas Relacionados con los Medicamentos (PRM).

Los PRM son aquellas situaciones que en el proceso de uso de medicamentos causan o pueden causar la aparición de un Resultado Negativo asociado a la Medicación (RNM). Estos RNM tienen implicaciones negativas para la salud pública pues suponen un riesgo alto de morbimortalidad y aumento de los costes sanitarios.

Existen varios estudios como: "To error is human", ENEAS, EARCAS, APEAS o EVADUR que demuestran una prevalencia mayor del 3% y una tasa de evitabilidad entre el 40-70%.

Se han identificado varios factores de riesgo precipitantes:

- **Cronificación de las enfermedades.**
- **Envejecimiento de la población: anciano pluripatológico y con polifarmacia.**
- **En los SUH se utiliza, mediación catalogada como compleja por el instituto para el uso seguro de los medicamentos (ISMP) como aminas vasoactivas, amiodarona, insulina intravenosa, etc.**
- **Falta de estandarización en la preparación de las mezclas estériles y no estériles.**
- **Alta carga de trabajo de los profesionales: alto volumen de pacientes atendidos, turnos, alta rotación del staff, inexperiencia, fatiga, etc.**
- **Incapacidad para concentrarse adecuadamente: rapidez de actuación, trabajo multitarea e interrupciones.**
- **Uso de órdenes verbales y ausencia de historia clínica electrónica.**
- **Ausencia de un Farmacéutico Hospitalario en el equipo.**

Estos hechos se atribuyen no a profesionales no adecuadamente formados o no capaces, si no a un sistema no suficientemente robusto cómo para evitar estos problemas. En este escenario, donde la FH puede contribuir a reducir/evitar estos problemas.

3. EL FARMACÉUTICO HOSPITALARIO

Existen estudios sobre todo en el ámbito americano que demuestran el beneficio de incorporar farmacéuticos hospitalarios al SUH por sus altos conocimientos en temas como la farmacología, la toxicología o la farmacocinética. Estas competencias parecen ser capaces de mejorar los procesos, reducir/evitar PRM, mejorar la calidad del servicio prestado y ahorrar al sistema sanitario sin suponer costes adicionales por la contratación de un farmacéutico hospitalario.

Se han realizado algunos estudios nacionales como el trabajo de Crespí et al., el cual se basó en la presencia física de un farmacéutico de 8:00-15:00 en la sala de observaciones y boxes. Las intervenciones farmacéuticas implicaron a 235 medicamentos, 242 pacientes y 149 intervenciones considerándose un 51% PRM con una media de intervenciones de 1,3 pacientes, destacando un 43% cambio de medicamentos y 27,5% por cambio de dosis con un grado de aceptación del 98%.

Otro estudio más reciente de Ucha et al. también el farmacéutico dedicaba su actividad de 8:00-15:00 en las salas de observación y preingreso. En este caso la media de intervenciones fue de 1,8 pacientes detectándose un 40% PRM, cuya solución disminuyó el riesgo de incrementar la estancia hospitalaria de un 10-30%.

Las intervenciones que un Farmacéutico Hospitalario puede llevar a cabo son: papel consultor en base a información sobre medicamentos, ajuste de dosis, resolución de consultas al personal de enfermería, intercambios terapéuticos, recomendación de iniciar medicamentos necesarios, información sobre compatibilidades entre medicamentos, revisión de protocolos, información sobre alergias, etc. (Figura 1).

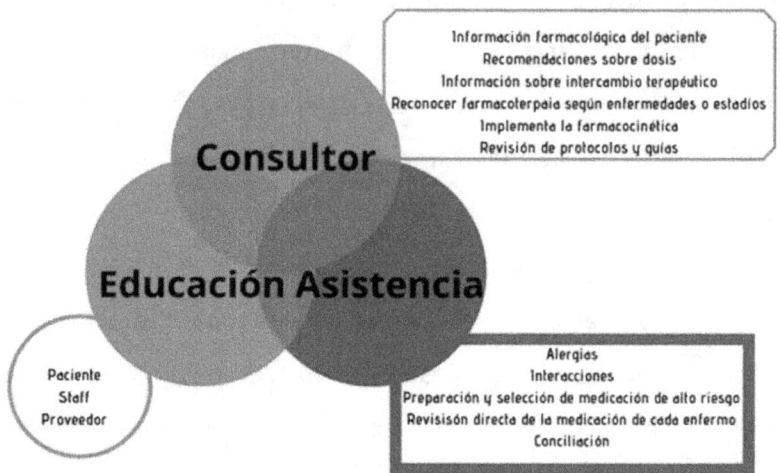

Figura 1: *Funciones del Farmacéutico Hospitalario en los Servicios de urgencias extraído y adaptado de Lada P et al. Eppert et al., Randolph et al.*

Actualmente la labor del Servicio de Farmacia es un nivel básico de atención que consiste en la validación farmacéutica a distancia y la dispensación de la correspondiente medicación, sin embargo, se sabe que este sistema solo es capaz de detectar un tercio de estos problemas, porque se detectan cuando hay una mayor comunicación (consultas, discusión de casos,..) sobre todo presencial. Por tanto, es necesario replantear la situación actual y transformar la cartera básica de funciones hacia una más especializada y cualificada, ya que está demostrada la utilidad de incluir a este profesional a los SUH.

4. CONCLUSIONES

La Farmacia Hospitalaria ha evolucionado como profesión sanitaria especializada adquiriendo en los últimos años nuevos roles profesionales. Entre estas nuevas competencias destaca el aprendizaje de habilidades clínicas que permite a los farmacéuticos a afrontar nuevos retos como la inclusión en equipos multidisciplinares especialmente en aquellos lugares, donde existe un alto riesgo potencial de que aparezcan problemas relacionados con los medicamentos como son los SUH.

5. REFERENCIAS

- Aibar Remón C, Aranaz Andrés JM, Mira Solves JJ, Pérez Pérez P, Rabanaque Hernández MJ, Vitaller Burilo, J, et al. Estudio Nacional Eventos Adversos en Residencias y Centros Asistenciales Sociosanitarios (EARCAS). Ministerio de Sanidad, Política Social e Igualdad; 2011. Disponible en: https://www.seguridaddelpaciente.es/resources/documentos/earcas.pdf
- Aranaz Andres JM, Aibar Remón C, Vitaller Burillo J, Mira Solves JJ, Orozco Beltrán D, Terol García E, et al. Estudio sobre la seguridad de los pacientes en atención primaria de salud (APEAS). Ministerio de Sanidad y Consumo; 2008. Disponible en: https://www.mscbs.gob.es/organizacion/sns/planCalidadSNS/docs/estudio_apeas.pdf

- Aranaz Andres JM, Aibar Remón C, Vitaller Burillo J, Ruiz López P. Estudio Nacional sobre los Efectos Adversos ligados a la Hospitalización (ENEAS). Ministerio de Sanidad y Consumo; 2006. Disponible en: https://www.seguridaddelpaciente.es/resources/contenidos/castellano/2006/ENEAS.pdf
- Barker KN. Ensuring safety in the use of automated medication dispensing systems. Am J Health Syst Pharm. 1995; 52:2445-2447. doi: 10.1093/ajhp/52.21.2445.
- Cohen V, Jellinek SP, Hatch A, Motov S. Effect of clinical pharmacists on care in the emergency department: a systematic review. Am J Health Syst Pharm. 2009;66(15):1353-1361
- Crespí Monjo M, Ventayol Bosch P, Pinteño Blanco M, Vidal Puigserver J, Puiguriguer Ferrando J. Actividad Farmacéutica en un Servicio de urgencias: rotación de 4º año de residencia. Aten Farm 2006;8(6):335-345.
- Eppert HD, Reznek AJ, American Society of Health-System Pharmacists. ASHP guidelines on emergency medicine pharmacist services. Am J Health Syst Pharm. 1 de diciembre de 2011;68(23):e81-95. doi: 10.2146/sp110020e.
- Ismp españa [Internet]. [citado 19 de octubre de 2019]. Disponible en: http://www.ismp-espana.org/
- Lada P, Delgado G. Documentation of pharmacists' interventions in an emergency department and associated cost avoidance. Am

- J Health Syst Pharm. 2007;64(1):63-68. doi: 10.2146/ajhp050213.
- Ministerio de Sanidad, Consumo y Bienestar Social; Guia Formación de Especialistas. Farmacia Hospitalaria [Internet]. [citado 15 de octubre de 2019]. Disponible en: https://www.mscbs.gob.es/profesionales/formacion/docs/Farmacia_Hospitalaria.pdf
- Orden 1/2016, de 18 de enero, de la Consejería de Salud por la que se crea la Comisión Asesora Técnica para el Uso Racional de los Medicamentos del Área de Salud de La Rioja y se regula su composición y funciones.
- Randolph TC. Expansion of pharmacists' responsibilities in an emergency department. Am J Health Syst Pharm. 2009;66(16):1484-1487. doi: 10.2146/ajhp080698.
- Ruiz de Adana Pérez R. Resultados negativos asociados a la medicación. Aten Primaria. 2012;44(3):135-137.
- Sociedad Española de Farmacia Hospitalaria: El Valor de La Farmacia Hospitalaria. [Internet]. SEFH; [citado 15 de octubre de 2019] Disponible en: https://www.sefh.es/sefhpdfs/El_Valor_de_la_FH.pdf
- To err is human: building a safer health system. Kohn LT, Corrigan JM, Donaldson MS, editores. Washington (DC): National Academies Press (US); 2000. Disponible en: https://www.ncbi.nlm.nih.gov/books/n/nap9728/pdf/

- Tomas S, Chanovas M, Roqueta F, Alcaraz J, Toranzo T, Grupo de trabajo EVADUR SEMES. EVADUR: eventos adversos ligados a la asistencia en los servicios de urgencias de hospitales españoles. Emergencias 2010; 22:415-428.
- Tomás S, Gimena I. La seguridad del paciente en urgencias y emergencias. An Sist Sanit Navar. 2010;33:131-148.
- Ucha-Samartín M, Pichel-Loureiro A, Vázquez-López C, Álvarez Payero M, Pérez Parente D, Martínez-López de Castro N. Impacto económico de la resolución de problemas relacionados con medicamentos en un servicio de urgencias. Farmacia Hospitalaria. 2013;37(1):59-64.
- Zamora-Ardoy MA, Cabeza-Barrera J, Moreno-Díaz T, García-Lirola MA. Rentabilidad de una unidad de mezclas intravenosas de nueva creación. Aspectos prácticos y relación coste-beneficio. Farm Hosp. 2000;24(1):38-42